Peter Wolfgang Ruff

Einführung in den Gebrauch der medizinischen Fachsprache

4. Auflage 1999

lau verlag

Verfasser:

Dr. sc. med. Peter Wolfgang Ruff
Berlin

ISBN 3-928537-29-6
© 1999 by LAU-Ausbildungssysteme GmbH
Verlag für Medizin und Technik, Reinbek
Alle Rechte vorbehalten
Printed in Germany
Gedruckt auf chlorfrei gebleichtem Papier

Inhaltsverzeichnis

Vorwort		5
Verwendete Abkürzungen und Symbole		6
1.	**Charakterisierung der medizinischen Fachsprache**	7
2.	**Geschichtliche Entwicklung der medizinischen Fachsprache**	10
3.	**Medizinische Fachausdrücke in der deutschen Sprache**	12
	3.1. Schreibung medizinischer Fachausdrücke	12
	3.2. Silbentrennung medizinischer Fachausdrücke	14
4.	**Medizinische Fachausdrücke aus dem Lateinischen und dem Griechischen**	16
	4.1. Vorkommen rein lateinischer Wörter und Wortgruppen	16
	4.2. Aussprache und Betonung rein lateinischer Wörter	18
	4.3. Hinweise auf Wortbestandteile aus dem Griechischen	20
	4.4. Lateinische und griechische Formenlehre	22
5.	**Ableitung medizinischer Fachausdrücke**	25
6.	**Häufig vorkommende Wortbildungselemente aus dem Lateinischen und dem Griechischen**	28
	6.1. Präfixe und andere Erstglieder	28
	6.2. Suffixe und andere Endglieder	47
7.	**Fachsprache in der Anatomie**	59
8.	**Fachsprache in der Klinik**	64
9.	**Fachsprache in der Pharmazie**	66
10.	**Lateinisch-griechische Entsprechungen**	70
Weiterführende Literatur		73
Alphabetisches Register		75

Vorwort

Eine Fachsprache lernt man zusammen mit dem Fach. Ist sie aber so reich an Fremdwörtern und sogar an Originalwörtern einer endungsreichen fremden Sprache wie des Lateinischen, dann muß man sich darüber hinaus einige allgemeine Kenntnisse über die Herkunft, die Bildung (Ableitung), die Rechtschreibung, die Aussprache und Betonung, die Deklination und Konjugation und die Verwendung der Fachwörter aneignen. Dabei will diese Broschüre helfen. Sie ersetzt kein medizinisches Wörterbuch oder gar ein lateinisches oder griechisches. Sie ist auch eher eine lesbare Lernanleitung als ein bloßes Nachschlagewerk, den recht umfangreichen Teil über die Vorsilben (Präfixe) und Nachsilben (Suffixe) vielleicht ausgenommen. Es lohnt sich, diese Wortbildungselemente (Affixe) zu lernen; sie kommen immer wieder vor und modifizieren in entscheidender Weise das eigentliche Stammwort. Eins dieser Affixe zu kennen, läßt viele zusammengesetzte Fachausdrücke verstehen.

Darüber hinaus ist die Etymologie, d.h. die Herkunft und Bedeutung der Ursprungswörter in den alten Sprachen gegenüber dem gegenwärtigen Kommunikationsaspekt zweitrangig, aber ein nützliches Hilfsmittel für den Gebildeten, selbst wenn er nicht Latein oder Griechisch gelernt hat.

Bis auf geringe Reste echten, flektierten Lateins ist die Fachsprache ein Teilgebiet der deutschen Sprache und folgt ihren Regeln. Der Internationale Verband für reine und angewandte Chemie (IUPAC) hat eine chemische Nomenklatur verbindlich festgelegt. Dabei handelt es sich wie bei den Nomenklaturen der Botanik, Zoologie, Anatomie und Pharmazie um Bezeichnungen, die "übersprachlich" und Eigennamen vergleichbar sind. Eine verbindliche Rückwirkung auf die deutsche Rechtschreibung kann daraus nicht abgeleitet werden. Die deutsche Rechtschreibung folgt nach wie vor den Regeln des Duden. Das betrifft besonders die Schreibung von k, z und c, von ä und ö. Verfehlt wäre die Ansicht, man müsse nun im Deutschen "Calc" schreiben. Die medizinische Fachsprache aber folgt in zunehmendem Maße den IUPAC-Regeln und lehnt sich mehr und mehr der englischen Schreibweise an, so daß manche heute schon "Medicin" statt "Medizin" schreiben.

Berlin, im Oktober 1991   Dr. sc. med. Peter Wolfgang Ruff

Verwendete Abkürzungen und Symbole

Adj.	Adjektiv	i.ü.S.	im übertragenen Sinn
arab.	arabisch	lat.	lateinisch
bs.	besonders	m.	Maskulinum (männlich)
dt.	deutsch	med.	medizinisch
eigtl.	eigentlich	n.	Neutrum (sächlich)
engl.	englisch	Pl.	Plural
f.	Femininum (weiblich)	russ.	russisch
frz.	französisch	s.	siehe
Gen.	Genitiv	Sg.	Singular
Gen. Pl.	Genitiv des Plurals	spez.	speziell
Ggt.	Gegenteil	spr.	sprich
gr.	Griechisch	St.	Wortstamm (genauer: Wortstock)
i.e.S.	im engeren Sinn	Subst.	Substantiv
ital.	italienisch		
S$_G$	Substantiv im Genitiv	S$_N$	Substantiv im Nominativ
A$_G$	Adjektiv im Genitiv	A$_N$	Adjektiv im Nominativ

ẹ   Punkt unter einem Vokal: betonte Silbe

e̲i̲   Strich unter einem Diphthong (Zwielaut):
zusammengesprochen und betont

e̅   Ein überstrichener Vokal wird lang gesprochen.

~   über einem Vokal: nasale Aussprache
(im Französischen oder Spanischen)

/   Trennung von Wortbestandteilen

-    Silbentrennung

>   "davon abgeleitet"; z. B.: lat. secāre (schneiden) > sezieren

<   "entstanden aus"; z. B. sezieren < lat. secāre (schneiden)

1. Charakterisierung der medizinischen Fachsprache

Die Fachsprache weist einen hohen Anteil an Fremdwörtern auf (in gedruckten Texten etwa 20-25 %), die überwiegend der griechischen und lateinischen Sprache entstammen.

Häufig finden sich lateinische Wörter, Wortpaare oder ganze Sätze innerhalb der deutschsprachigen Texte, die nach den Regeln der lateinischen Rechtschreibung und Grammatik gebildet sind. Die lateinischen Überbleibsel und der Reichtum an Fremdwörtern sind historisch bedingt. So sehr man überflüssige Fremdwörter vermeiden sollte, so weisen Fremdwörter doch Vorteile auf und sind in der Fachsprache unentbehrlich. Sie sind oft kürzer, leichter abzuleiten und zusammenzusetzen und stören dann das Sprachgefühl weniger als künstlich gebildete, abgeleitete oder kombinierte deutsche Bezeichnungen. Zu fast jedem lateinischen Substantiv läßt sich ein Adjektiv bilden, so zu sternum (Brustbein) sternal (zum Brustbein gehörend). Im Deutschen sind dagegen Umschreibungen oder unübersichtlich zusammengesetzte Wörter erforderlich. Fremdwörter sind nicht durch langen und unterschiedlichen Alltagsgebrauch vorbelastet und dadurch in ihrer Bedeutung eindeutig definiert. Da sie aus sogenannten toten Sprachen stammen, sind sie eigenartigerweise dazu geeignet, unsere jeweils neusten Erkenntnisse zu bezeichnen. Ihre Bedeutung kann sich nicht in unerwünschter Weise mit einer Weiterentwicklung ihrer "toten" Herkunftsprachen wandeln. Die Fremdwörter sind auf die Fachsprache beschränkt und erwecken nicht emotionelle Vorstellungen in übertragener Bedeutung. Wieviel mehr sagt uns das deutsche Wort "Herz" als der Terminus "Cor". Ein weiterer großer Vorteil besteht darin, daß die Fachausdrücke weitgehend international verstanden werden.

Durch die Weiterentwicklung der Wissenschaft werden ständig neue Fachausdrücke geprägt. Nicht alle sind notwendig, optimal definiert, passend gewählt, sprachlich richtig gebildet, leicht einprägsam und aussprechbar. Überflüssiges verschwindet wieder, aber Unschönes bleibt oft erhalten. Dennoch sollte man eingeführte Ausdrücke nicht sprachlich verbessern wollen. Eine Zeitlang empfand man besonderen Abscheu gegenüber sogenannten Hybriden, die aus lateinischen und griechischen Bestandteilen zusammengesetzt sind. Heute sind wir toleranter, und keiner versucht mehr, ein Wort wie "Automobil" (gr. autos = selbst; lat. mobilis = beweglich) deshalb zu verbessern oder durch ein anderes zu ersetzen.

Aber man sollte nicht überflüssigerweise neue Hybriden bilden oder bewußt gegen Sprachgesetze verstoßen, auch wenn Verstöße gegen die alten Sprachen heute viel weniger Benutzern auffallen als vor 100 Jahren.

Ein Fachausdruck ist keine Beschreibung oder Erläuterung des bezeichneten Ausschnitts aus der objektiven Realität. Es macht auch nichts aus, wenn er im klassischen Latein oder im Griechischen eine andere Bedeutung gehabt hat oder in gleicher Form nicht nachweisbar ist. (So ist "Motor" eine Analogiebildung des späten Latein, man wird sie in Wörterbüchern des klassischen Latein vergeblich suchen.)

Im Verlauf von 2000 Jahren sind auch sprachliche Veränderungen unvermeidlich. Ein Fachausdruck kennzeichnet ein Objekt, eine Tatsache oder einen Vorgang wie ein aufgeklebtes Etikett, das vom Kenner verstanden wird. Aus diesem Grund kann man Fachsprache nicht nach dem Wörterbuch lernen, sondern sie sich nur in Verbindung mit dem Bezeichneten aneignen, in gewissem Sinne wie ein Kind in der Erfahrung der Wirklichkeit sprechen lernt bzw. seine Sprachkenntnisse erweitert.

Neben deutschstämmigen Wörtern, Lehnwörtern und Fremdwörtern finden sich in der Fachsprache Zahlenangaben, Kurzzeichen des Internationalen Einheitensystems (SI), mathematische, physikalische, chemische Formeln und Symbole, Abkürzungen, wortbildende Abkürzungen (sog. Akr/onyme: z.B. Radar, Laser, Aids), Eigennamen und von diesen abgeleitete Bezeichnungen.

> *Merke:* Ein **Fremdwort** ist ein aus einer fremden Sprache übernommenes Wort. Es kann in Schreibung und Aussprache gegenüber seiner Herkunftssprache unverändert oder geringfügig verändert sein.

Beispiele

Shunt (engl., spr. schant): Nebenschluß (gefäßchirurgisch)
Bypass (engl., spr. baipaß): Umgehung (gefäßchirurgisch)
Mandrin (frz., spr. mandrän): Einlagedraht
Sputnik (russ.) eigtl.: Begleiter
Motor (lat. movēre = bewegen) eigtl.: Beweger
Omnibus (lat., Dativ Pl. von omnēs = alle) eigtl.: für alle
Vademecum (lat., vāde mē cum) eigtl.: Komm mit mir!
Prosit! (lat. von prōdesse = nützen): Es möge nützen!
Erythēm (gr. erythros = rot): Röte, Rötung (der Haut)
subtrahieren (lat. subtrahere): abziehen
Dozent (lat. von docēre = lehren): Lehrender, Lehrer

> *Merke:* Ein **Lehnwort** ist ein Wort aus einer fremden Sprache, das im deutschen Wortgut so aufgegangen ist, daß es nicht mehr als fremdstämmig empfunden wird.

Beispiele

Keller   < lat. cellārium;

falsch   < lat. falsus;

schreiben   < lat. scrībere;

Schüssel   < lat. scutella;

Dutzend   < lat. duodecim: zwölf;

Plätzchen < lat. placentula: kleiner Kuchen, Verkleinerungsform von placenta: Kuchen (med.: Mutterkuchen, Nachgeburt)

> *Merke:* > bedeutet "davon abgeleitet", z. B. gr. myelos (Mark) > Myelitis (Rückenmarkentzündung)
>
> < bedeutet "entstanden aus" z. B. Stenose (Verengung) < gr. stenos (eng)

2. Geschichtliche Entwicklung der medizinischen Fachsprache

Die wissenschaftliche Medizin entstand im alten Griechenland. Die erste große Zusammenfassung bilden die hippokratischen Schriften (Corpus Hippocraticum). Dort finden sich viele noch heute übliche Fachausdrücke, z. B.:
Apoplexie (gr.): Schlaganfall;
Asthma (gr.): anfallsweise Atembehinderung;
Eklampsie (gr.): Krämpfe während der Schwangerschaft;
Karzinom (gr.): Krebsgeschwulst;
Nephritis (gr.): Nierenentzündung;
Orthopnoe (gr.): Atemnot, die sitzende Haltung erzwingt;
Tetanus (gr.): Wundstarrkrampf.

Griechische Ärzte, teilweise Sklaven, brachten die griechische Medizin und die griechische medizinische Fachsprache nach Rom. Auch viele Ärzte - wie der bedeutende Galen (129 - 200 u. Z.) - sprachen als Bewohner des römischen Imperiums griechisch und schrieben ihre Werke in griechischer Sprache. Die Mehrzahl der medizinischen Fachausdrücke entstammt der altgriechischen Sprache. Lateinisch waren dagegen viele anatomische Bezeichnungen. In den folgenden Jahrhunderten war Latein in vielen Ländern die Sprache der Wissenschaft und auch der Medizin. Die griechischen Fachausdrücke waren Fremdwörter im wissenschaftlich gebrauchten Latein und wurden lateinisch geschrieben, gesprochen und betont (vgl. Abschn. 4.3.).

Merke: Griechisches Wortgut ist in der medizinischen Fachsprache über das Lateinische vermittelt und erscheint in latinisierter Form.

Viele lateinische und griechische Fachausdrücke und Wortbestandteile haben im Lauf der Jahrhunderte ihre Bedeutung gewandelt, sind zur Bezeichnung von Neuentdeckungen herangezogen, in ihrer Definition eingeengt oder verändert worden. Neue Bezeichnungen sind als Kunstwörter geprägt worden, viele wieder aus dem Gebrauch verschwunden. Immer aber spiegeln die Fachausdrücke den Kenntnisstand und die Ansichten der Zeit ihres Gebrauchs wider.

Die ersten Vorlesungen in deutscher Sprache hat Paracelsus 1527 gehalten. Eine generelle Ablösung des Latein als Vorlesungssprache erfolgte erst etwa 300 Jahre später. Zwischen 1780 und 1800 vollzog sich der Wechsel zur deutschen Sprache in der Literatur. Dissertationen wurden noch länger in lateinischer Sprache abgefaßt (an der Berliner Universität bis 1867) und größtenteils auch mündlich in Latein verteidigt. Die offizielle Nomenklatur in Botanik und Zoologie, in Anatomie und Pharmazie sowie die Rezeptursprache sind weiterhin lateinisch.

3. Medizinische Fachausdrücke in der deutschen Sprache

3. 1. Schreibung medizinischer Fachausdrücke

Die Schreibung deutschstämmiger Bezeichnungen, die auch in der Umgangssprache vorkommen (z. B. Unterkiefer, Hustenreiz, Ziegenpeter), aber auch speziell gebildeter oder oft kompliziert zusammengesetzter "Kunstwörter" (z. B. Trommelschlegelfinger, Griffelzungenbeinmuskel) machen im allgemeinen keine Schwierigkeiten. Die Schreibweise der Fremdwörter ist im Duden geregelt und im Impressum der Fachzeitschriften spezifiziert. Alle Probleme und Schwierigkeiten entstehen aus den Widersprüchen zwischen der ursprünglichen Schreibung in der Herkunftssprache und den Regeln der deutschen Rechtschreibung bzw. im Bemühen um ein möglichst einfaches und aussprachegemäßes Schriftbild. Sie betreffen vorwiegend die alten Sprachen. In Fremdwörtern aus heute gesprochenen Sprachen wird meist die Schreibweise der Ursprungssprache beibehalten, auch wenn daraus mit hoher Wahrscheinlichkeit falsche Schreibung und Aussprache resultieren.

Die alternativen Möglichkeiten der Schreibung betreffen besonders c : k, c : z, ti : z, ph : f, th : t, y : i, ä : e und ö : e, manchmal ä : ö (Caecum [lat.] = Zökum: Blinddarm).

In griechischen Fremdwörtern wurden bei der Übernahme ins Lateinische k (gr. kappa) und z (gr. zēta) zu c. Im Deutschen wird lateinisches c vor a, o und u als k, vor e, i, ä, ö, ü und y als z gesprochen. Das entspricht der nachklassischen lateinischen Aussprache, wie sie die aus dem Vulgärlatein sich herausbildenden romanischen Sprachen (Französisch, Italienisch, Spanisch, Portugiesisch, Rumänisch) beeinflußt hat und im Latein des Mittelalters, der Neuzeit und der Gelehrten üblich war. Ausnahmen finden sich bei Wörtern, die erst in neuerer Zeit unmittelbar aus dem Griechischen übernommen worden sind. So schreiben wir Kinetōse (Bewegungs-, Reisekrankheit; < gr. kineo = ich bewege) und Kybernētik (eigtl.: Steuermannskunst; < gr. Kybernētēs = Steuermann) sowie bei griechischen Wörtern, die auch im Lateinischen mit k oder z geschrieben werden, z. B. Zone, Zoologie.

Merke: Man spricht und schreibt k vor a, o, u und vor Konsonanten, man spricht z vor e und i. Die Schreibung mit c ist möglichst zu vermeiden, soweit es sich nicht um die Bezeichnung chemischer Stoffe handelt.

Ausnahmen gibt es bei rein lateinischen Wörtern (vgl. Abschn. 4.) und bei international vereinbarten Nomenklaturen. Derartige Bezeichnungen sind ähnlich festgelegt wie Eigennamen oder eingetragene Warenzeichen, d. h., den deutschen Rechtschreibregeln und allen Versuchen zur Verbesserung, Vereinfachung und Vereinheitlichung entzogen.

Lateinisches -ti- (vor Vokal) wird meist wie "zi" gesprochen. In der Schreibung ist das t nach k erhalten (z. B. Aktie), ebenso wenn es vor der betonten Silbe steht (z. B. Nation, Patient). Geht die betonte Silbe voraus, so wird das t gewöhnlich zu z (z. B. Grazie). Das trifft auch zu, wenn die auf das t endenden Vokale abgeworfen sind. Dann endet das Wort auf z (z. B. Differenz; aber Differentialdiagnose nach der ersten Regel; Sequenz, aber sequentiell).

Die Umwandlung von ph in f betrifft vorwiegend alteingeführte Fremdwörter, Lehnwörter, d. h. Bestandteile der Umgangssprache (z. B. Fotograf; auf Einheitlichkeit innerhalb des Wortes ist zu achten: entweder Fotograf oder Photograph).

Das alte deutsche Lehnwort "Elefant" schreibt man mit f, das medizinische Fremdwort "Elephantiasis" (Elefantenbeinigkeit) dagegen mit ph.

Griechisches th ist in medizinischen Fachausdrücken meist erhalten. Eine Ausnahme bilden manche technischen Fachausdrücke wie Katode. Anlautendes rh in griechischen Wörtern ist teilweise durch r ersetzt (z. B. Rachitis).

Ursprüngliches y ist teilweise durch i ersetzt worden, z. B. Oxid.

Ä (ae) und ö (oe) werden unter englischem Einfluß oft durch e ersetzt (Ethan, Narkoseether, Estrogen, Esophagus neben besser: Ösophagus). Der ursprüngliche Wortausgang oe in Fremdwörtern aus dem Griechischen, der teilweise zweisilbig o-e ausgesprochen wurde, wird jetzt oft, aber nicht regelmäßig ö geschrieben und gesprochen:

Dyspnö neben Dyspnoe (gr.): erschwerte Atmung,

Diarrhö neben Diarrhoe (gr.): Durchfall,

Gonorrhö neben Gonorrhoe (gr.): Tripper, eine Geschlechtskrankheit.

Im allgemeinen aber soll in Fremdwörtern lateinisches ae durch ä und oe durch ö ersetzt werden (Ösophagus, nicht: Oesophagus). Die Reduzierung der etymologischen (herkunftsgemäßen) Schreibweise (e statt ä oder ö) erleichtert zwar die Rechtschreibung und die Aussprache, erschwert aber die Aussprache, Erkennung und Deutung des Wortes Diethylether statt Diäthyläther).

3. 2. Silbentrennung medizinischer Fachausdrücke

Die Silbentrennung folgt den Regeln für deutsche Wörter. Fremdwörter machen einige Sonderregelungen notwendig (vgl. Duden R 178-182).

Merke: Die aspirierten ("behauchten") Konsonanten ch, ph, rh, sh, th werden nicht getrennt.

Beispiele
Ka-the-ter (gr.): röhrenförmiges Instrument zur Einführung in Körperhöhlen;
Ky-pho-se (gr.): Verkrümmung der Wirbelsäule nach hinten;
Szir-rhus (gr.): Krebs mit starkem Bindegewebsgerüst.

Merke: Die Konsonantenverbindungen auf l und r wie bl, el, fl, br, cr, dr sowie gn und kn werden nicht getrennt.

Beispiele
De-tri-tus (lat.): Gewebetrümmer;
A-pla-sie (gr.): angeborenes Fehlen eines Organs;
A-kne (gr.): Hauterkrankung mit Pustelbildung.

Merke: Diphthonge (zwei Vokale) werden nicht getrennt, wenn sie als ein Laut gesprochen werden.

Auch sonst sollte man die Trennung zweier Vokale vermeiden. Am ehesten ist sie noch zwischen zwei gleichen Vokalen zulässig.

Beispiele
Nu-cle-us coe-ru-le-us (lat.): blauer Kern, ein Nervenzellkomplex im Hirnstamm. Hier wird oe wie ö gesprochen, e-u trennt Wortstamm und Endung.
Boo-ster-Effekt (engl., spr. buster): verstärkte Antikörperbildung nach erneuter Impfung.
In-di-vi-du-um (lat.): eigtl.: Unteilbares (vgl. dividieren, Vorsilbe in-, vgl. Abschn. 6.1.!);
Ar-te-ri-i-tis (lat./gr.): Schlagaderentzündung.

Merke: Einfache (nicht zusammengesetzte) Fremdwörter werden wie deutsche Wörter nach Sprechsilben getrennt, zusammengesetzte Wörter aber nach ihren Wortbestandteilen (Sprachsilben).

Beispiele
Phleb-ek-ta-sie (gr.): Venenerweiterung infolge angeborener Wandschwäche;
Ana-ly-se (gr.) eigtl.: Auflösung;
An-al-gie (gr.): aufgehobene Schmerzempfindung.

In vielen Fällen wird man im Wörterbuch nachschlagen müssen, wenn sich die Silbentrennung bei Fachwörtern unbekannter Herkunft bzw. Zusammensetzung nicht vermeiden läßt. Den Vorschlägen des Textverarbeitungsprogrammes im Computer folge man nur mit Vorsicht ("Bestätigung" wählen).

4. Medizinische Fachausdrücke aus dem Lateinischen und dem Griechischen

4. 1. Vorkommen rein lateinischer Wörter und Wortgruppen

Neben den medizinischen Fachausdrücken als deutschsprachigen Fremdwörtern finden sich auch noch rein lateinische Wörter, Wortpaare oder ganze Sätze. Ein einzelnes nicht eingedeutschtes Wort aus einer fremden Sprache ist häufig an seiner Schreibweise oder Endung zu erkennen, wie Jeans (engl.); Bypass (engl.); Troicart (frz., eingedeutscht Trokar: Instrument zum Punktieren von flüssigkeitsgefüllten Hohlräumen); Artēria (ein rein lat. Wort, eingedeutscht und nur so als Fremdwort Artērie = Schlagader). In lateinischen Wörtern steht meistens c statt k und z (aber z. B. zōna, eingedeutscht Zōne), ae statt ä, oe statt ö. Oft aber ist das deutsche Fremdwort nicht ohne weiteres vom Wort einer fremden Sprache (z. B. des Lateinischen) zu unterscheiden, z. B. Genus (lat.) = Geschlecht; Corpus (lat.) = Körper; Mōtor. Auch die fremdsprachlichen Wörter werden mit Artikel versehen, der dem Geschlecht des Wortes in der Herkunftssprache entsprechen sollte: die Jeans (Pl.), das (!) Corpus, das (!) Genus, das (!) Virus, der Sinus (lat.) = Busen, Nebenhöhle, weiter venöser Blutleiter; die (!) Appendix (lat.) = Wurmfortsatz. Sie werden sogar deutsch dekliniert: des Sternums (Sternum [lat.] = Brustbein), des Sinus. Mehr Aufschluß geben die Pluralendungen. So kennzeichnet die Form die Motoren Mōtor als deutsches Fremdwort (lat. Pl. wäre mōtōrēs).

> *Merke:* Vermeide aus der deutschen Mehrzahl falsch rekonstruierte Einzahlformen:
> Die Labie falsch aus Pl. die Labien statt das Labium (lat.) = Lippe.
> Auch ist das Bakterium besser als die Bakterie vom Pl. die Bakterien, allerdings gibt es neben baktērion (> bactērium) auch ein entsprechendes griechisches Wort baktēria (f.) = Stab

Ins Deutsche übernommen ist aber der Plural des Neutrums auf -a: das Lexikon - die Lexika. Und doch ist Lexikon ein deutsches Fremdwort. In den meisten Fremdsprachen, so auch im Lateinischen und im Griechischen, werden auch die Substantive mit kleinen Anfangsbuchstaben geschrieben. Großschreibung findet sich nur bei Eigennamen und am Satzanfang.

In deutschen Texten werden aber häufig auch einzelne fremdsprachliche Wörter und das erste Wort von Wortgruppen groß geschrieben, ebenso die lateinischen Arzneimittelbezeichnungen. Solche, in den deutschen Text eingestreute lateinische Wortgruppen finden sich besonders

- *in der anatomischen Nomenklatur*
Corpus geniculātum laterāle   seitlicher Kniehöcker
(als Teil des Zwischenhirns)

- *bisweilen bei Krankheitsbezeichnungen*
Ulcus crūris   Unterschenkelgeschwür

- *bei Arzneimitteln, die keine eingetragenen Warenzeichen sind, sondern entsprechend den Vorschriften des Deutschen Arzneibuches (DAB) hergestellt werden*
Natrium chlorātum   Natriumchlorid (Kochsalz)

- *bei Anweisungen auf den Rezepten*
miscē, ut fiat pulvis   Mische, daß es ein Pulver werde!

- *bei Bezeichnungen von Tieren und Pflanzen (z. B Heil- und Giftpflanzen, Krankheitserregern und -überträgern, Parasiten und Versuchstieren)*
Musca domestica   Stubenfliege
Amanita muscaria   Fliegenpilz

- *bei allgemeinen Bezeichnungen in der Medizin*
in vīvo   im Leben (d.h. im lebenden Organismus)
in vitrō   im Glase (d. h. im Reagenzglas)
locus minōris resistentiae   Ort des kleineren Widerstandes

- *im allgemeinen akademischen Sprachgebrauch*
cum tempore   mit Zeit (bei Vorlesungen u. ä.: 15 min
nach der vollen Stunde beginnend)
Venia legendī   Erlaubnis zu lehren

- *bei allgemeinen Redewendungen und Zitaten*
errāre hūmānum est   Irren ist menschlich
Mūtātis mūtandis   nach Veränderung des zu Verändernden,
d.h. mit den erforderlichen Abänderungen
expressīs verbīs   mit ausdrücklichen Worten, ausdrücklich.

- Bei Wortpaaren handelt es sich in den meisten Fällen entweder um ein Substantiv im Nominativ (Sɴ) mit folgendem Adjektiv in gleichem Fall, gleichem Geschlecht und gleicher Zahl (Sg. oder Pl.) (Aɴ)
Os frontale   Stirnbein (Sɴ-Aɴ)

- oder um ein Substantiv im Nominativ (Sɴ) mit einem folgenden Substantiv im Genitiv (Sɢ)
Corpus sterni   Körper des Brustbeins (Sɴ-Sɢ)

- Beide Fälle können kombiniert sein oder eine Form des Attributs kann mehrfach vorkommen
Apertura thoracis inferior   die untere Thoraxöffnung (Sɴ -Sɢ -Aɴ)
Epicondylus medialis humeri   mittlerer Gelenkhöcker des Oberarm-
                                 knochens (Sɴ-Aɴ-Sɢ)

Foramen occipitale magnum   großes Hinterhauptsloch (Sɴ-Aɴ-Aɴ)
Articulatio capitis costae   Gelenk des Rippenköpfchens (Sɴ -Sɢ-Sɢ)
Nucleus corporis geniculati   Kern des seitlichen Kniehöckers
lateralis   (Sɴ-Sɢ-Aɢ-Aɢ)

Die korrekte Bildung dieser Ausdrücke und ihre Umformung in den Genitiv oder Plural setzt Grundkenntnisse der lateinischen Formenlehre voraus, als Minimum die Kenntnis der ersten beiden Fälle der ersten vier Deklinationen.

4. 2. Aussprache und Betonung rein lateinischer Wörter

Im klassischen Latein wurde c überall wie k gesprochen. Für das spätere Latein und die Medizin gilt die im Abschnitt 3.1. angegebene Aussprache.

Merke: Lateinisches c spricht man wie k vor a, o, u, wie z vor e, i, öe, oe, y (also den "helleren" Vokalen und Diphthongen).

Q, eigentlich ein K-Laut, wird in der Verbindung qu wie kw gesprochen. (U und v wurden im alten Latein gleichermaßen v geschrieben). Die Aussprache von qu als k (ohne w) ist nur bei Fremdwörtern aus dem Französischen (z. B. Quarantäne) gerechtfertigt.

S sollte im Anlaut scharf, stimmlos, wie ss gesprochen werden. St und sp sind wie ss-t bzw. ss-p zu sprechen.

T wird in der Verbindung -tio (dt. > -tion) erst seit dem Mittelalter wie z gesprochen (lat. punctio > dt. Punktion); gegen eine entsprechende Aussprache des medizinischen Lateins ist wenig einzuwenden, da seine Aussprache ohnehin spätlateinisch ist (vgl. c).

Die Vokale (a, e, i, o, u) werden wie im Hochdeutschen gesprochen. U und v einerseits und i und j andererseits wurden von den Römern in der Schreibung nicht unterschieden (vgl. die Aussprache von qu).

Y findet sich nur in griechischen Fremdwörtern und wird wie ü gesprochen.

Die Diphthone werden folgendermaßen ausgesprochen:

ae wie ä, oe wie ö, au wie au, eu wie eu. Wenn e und u zufällig zusammentreffen, wird eu getrennt gesprochen, z. B. Ole/um (Öl); Ile/us (Darmverschluß); Rhe/um (Rhabarber); vgl. Case/inum (Kasein, Eiweißstoff der Milch). Manchmal werden als Kennzeichen getrennter Aussprache Punkte über einen der Vokale gesetzt (sog. Trema): Thëin (Koffein im Tee).

Die Vokale sind lang oder kurz. Zur Bezeichnung ihrer Länge dient im Wörterbuch ein Strich über dem Vokal (⁻). Auch in dieser Broschüre verwenden wir dieses Aussprachehilfszeichen, das in zusammenhängenden Texten nicht gedruckt wird.

Alle zusammen gesprochenen Diphthonge sind im Lateinischen lang und werden deshalb nicht besonders mit einem Längenzeichen versehen.

Im Lateinischen herrscht eine feste Betonungsregel. Ein zweisilbiges Wort wird auf der ersten (= der vorletzten) Silbe betont. Ein drei- und mehrsilbiges Wort wird auf der vorletzten Silbe betont, wenn sie lang ist, sonst auf der drittletzten Silbe. Eine (scheinbare) Ausnahme machen nur die seltenen Wörter, die den Endvokal (die letzte Silbe) abgeworfen haben. Sie spielen in medizinischen Texten keine Rolle.

Merke: Im Lateinischen wird die vorletzte Silbe betont, wenn sie lang ist, sonst die drittletzte.

Eine Silbe gilt nicht nur dann als lang, wenn ihr Vokal lang ist (⁻ oder Diphthong: sog. Naturlänge), sondern in vielen Fällen auch, wenn sie durch zwei Konsonanten geschlossen ist. (Die genauen Regeln sind etwas kompliziert.) In Wörterbüchern bleibt diese sog. Positionslänge gewöhnlich unbezeichnet und ist daher nur für den Kenner von einer kurzen Silbe zu unterscheiden, so wichtig der Unterschied auch für die richtige Betonung ist.

Auch die Betonung ist im Wörterbuch nicht angegeben. Noch schwieriger ist die richtige Betonung im Textzusammenhang. Da hier auch die Naturlängen nicht bezeichnet sind, ist es manchmal nicht möglich, unbekannte lateinische Wörter oder Texte mit richtiger Betonung zu lesen. Ein Abschätzen nach deutschem Sprachgefühl veranlaßt häufig zu falscher Betonung. In dieser Broschüre ist daher die betonte Silbe durch einen Punkt unter einem Vokal bzw. einem Strich unter einem Diphthong gekennzeichnet.

Merke: ‾ kennzeichnet die lange Aussprache eines Vokals, z. B. Ōs (Mund);

. kennzeichnet die betonte Silbe, z. B. singultus (Schluckauf).

Diese Zeichen sind nur Hilfszeichen zur richtigen Aussprache und gehören nicht zum lateinischen Schriftbild.

4. 3. Hinweise auf Wortbestandteile aus dem Griechischen

Griechische Schriftzeichen und ihre Bezeichnungen (Alpha, Bēta, Gamma, Pi) sind aus dem Mathematikunterricht und aus den anderen Naturwissenschaften bekannt (vgl. α-Aminosäuren). Das griechische Alphabet ist im Lexikon und in Mathematikbüchern zu finden. Die griechischen Schriftzeichen weisen Ähnlichkeiten mit den kyrillischen (russischen) auf, die weitgehend aus den griechischen Großbuchstaben entwickelt wurden. In dieser Broschüre sind die griechischen Schriftzeichen in lateinische Buchstaben transliteriert wie bei der Übernahme der griechischen Fremdwörter in das Lateinische und später ins Deutsche. Fur die Herkunft eines Wortes aus der griechischen Sprache spricht das Vorkommen von ch (sprich ch oder auch k), ph (sprich f), th (sprich t), rh (sprich r); sch, das durch Zusammentreffen von s und ch entstanden ist, wurde ursprünglich getrennt gesprochen (ss-ch; S/chizophrēnie = Spaltungsirresein), y (sprich ü) und ps.

Einen eigenen Buchstaben für h gibt es im Griechischen nicht. Wir schreiben ein h in griechischen Fremdwörtern in drei verschiedenen Fällen:

- in den Aspiraten, d. h. behaucht gesprochenen Konsonanten ch, ph, th (von uns ch, f, t ausgesprochen), die in griechischer Schrift durch je einen Buchstaben (Chi, Phi, Thēta) wiedergegeben werden;
- in der Verbindung rh, die nur am Wortanfang steht. Jedes anlautende r erhält ein nachfolgendes h. Im Griechischen steht ein Hauchzeichen (Spiritus asper) hochgestellt vor dem anlautenden Rho. Daher besitzen wir so

viele Fremdwörter, die mit Rh beginnen (Rheumatismus, Rhythmus, Rhinitis = Schnupfen) < gr. rhis, St. rhin-: Nase). Rachitis bildet eine Ausnahme, ist auf dem Umweg über die englische in die deutsche Sprache gelangt ("Englische Krankheit"), wo in Anlehnung an eine ähnlich klingende englische Bezeichnung (rickets) nur mit r geschrieben wird.

- in Wörtern, die mit einem Vokal beginnen, wenn er ebenfalls mit diesem Hauchzeichen (Spiritus asper) bezeichnet ist (Hämoglobin = roter Blutfarbstoff; Histologie = Gewebelehre; Hysterie u. v. a.). Wenn zu einem solchen Wort eine Vorsilbe tritt oder wenn es den zweiten Bestandteil einer Wortzusammensetzung bildet, fallen das Hauchzeichen und in der Umschrift das h weg. So heißt es zwar Häm, Hämin, Hämoglobin (< gr. haima = Blut), aber Anämie (ohne h), Haptoglobin (< gr. haptō = ich hefte), aber Synapse (ohne h). Folgt ein solches Wort nach p (Pi) oder t (Tau), so werden diese in die Aspiraten ph (Phi) bzw. th (Thēta) verwandelt und dadurch bleibt in der Umschrift das h erhalten, z. B. Methämoglobin, Ephapse (< gr. epi = auf + haptein = heften): Erregbarkeitsbeeinträchtigung zwischen nebeneinanderverlaufenden Nervenfasern in gewisser Analogie zur Synapse, der Verbindung zwischen zwei Neuronen (Nervenzellen).

Für Kürze, Natur- und Positionslänge griechischer Vokale und Silben gilt gleichermaßen das in Abschnitt 4.2. für das Latein Gesagte. Die griechische Sprache hat besondere Buchstaben für kurzes und langes e (Epsilon - Ēta) und für kurzes und langes o (Omikron - Ōmega). Kurzes und langes a, i und y aber werden mit jeweils gleichen Buchstaben geschrieben (Alpha, Īota, Ypsilon). Diphthonge können im Griechischen lang oder kurz sein. Die Betonung liegt im Griechischen auf einer der drei letzten Silben. Die drittletzte Silbe kann nur betont werden, wenn die letzte Silbe kurz ist. Diese Regeln sind teilweise mit der lateinischen Betonungsregel (s. Abschn. 4.2.) unvereinbar. So kann im Lateinischen nicht die letzte Silbe mehrsilbiger Wörter betont werden, nicht die vorletzte Silbe, wenn sie kurz ist und nicht die drittletzte, wenn die vorletzte Silbe lang ist. In diesen Fällen wird ein griechisches Fremdwort oder ein griechischer Eigenname im Lateinischen entsprechend der lateinischen Regel betont. Die lateinische Betonung griechischer Eigennamen ist in den meisten Fällen ins Deutsche übernommen worden, z.B.:

gr. Hippokratēs   > lat. (> dt.) Hippokratēs (ein gr. Arzt)
gr. Aristotelēs   > lat. (> dt.) Aristotelēs (ein gr. Philosoph)
gr. Aristophanēs   > lat. (> dt.) Aristophanēs (ein gr. Komödienautor)
gr. Odysseus   > lat. (> dt.) Odysseus (ein Held der gr. Mythologie)
gr. Priāpos (= dt.)   > lat. Priāpus (Gartengottheit; med. daher
                  Priapismus: anhaltende krankhafte Erektion)

Der Akzent wird im Griechischen durch besondere Zeichen hervorgehoben.

4. 4.   Lateinische und griechische Formenlehre

In beiden Sprachen gibt es wie im Deutschen drei Geschlechter. Sie werden
mit den Abkürzungen m. (maskulinum = männlich), f. (femininum = weib-
lich), n. (neutrum = sächlich) bezeichnet. Das Griechische hat einen be-
stimmten Artikel, entsprechend unserem "der, die, das", der im Lateinischen
(wie im Russischen) fehlt. Es gibt mehrere Deklinationen. Wie im Russischen werden die einzelnen Fälle der Substantive und Adjektive durch besondere Endungen unterschieden. Es handelt sich um flektierende Sprachen.
Im Nominativ des Singulars unterscheiden sich die Substantive und Adjektive von den anderen Fällen oft auch durch Veränderungen des Wortstamms
(lat. corpus n., Gen. corporis; gr. thrix f., Gen. trichos). Den eigentlichen
Wortstamm, genauer Wortstock, (corpor-, trich-) erhält man, indem man die
Endung, genauer den Wortausgang, des Genitivs wegstreicht.

> *Merke:* Vom Wortstamm wird der Plural gebildet und werden in den mei-
> sten Fällen die medizinischen Fachwörter abgeleitet.

Nominativ Singular		*Wortstamm*	*Nominativ Plural*
lat. cāsus (m.)	Fall	casū-	casūs
lat. corpus (n.)	Körper	corpor-	corpora
lat. genus (n.)	Geschlecht	gener-	genera
lat. sinus (m.)	Busen, Bucht	sinū-	sinūs
lat. tempus (n.)	Zeit	tempor-	tempora
lat. terminus (m.)	Fachwort	termin-	terminī
gr. sōma (n.)	Körper	somat-	sōmata
gr. us (n.)	Ohr	ōt-	ōta

In der folgenden Übersicht sind Nominativ und Genitiv im Singular und
Plural der fünf lateinischen Deklinationen mit einigen Untergruppen zur
Veranschaulichung dargestellt.
Die aufgeführten Formen kommen in lateinischen Wortgruppen (vgl.
Abschn. 4.1.) am häufigsten vor. Die vorangestellte römische Ziffer be-
zeichnet die Nummer der jeweiligen Deklination, der nachfolgende Vokal
den Stammauslaut der zugehörigen Wörter, nach dem die Deklination auch
benannt wird: 2. oder o-Deklination.
"Kons." steht für konsonantischen Stammauslaut, entsprechend einer Unter-
gruppe der 3. Deklination.

Die deutschen Bedeutungen der Beispiele sind

vēna (f.)	Blutader, Vene	auris (f.)	Ohr
nāsus (m.)	Nase	manus (f.)	Hand
collum (n.)	Hals	genū (n.)	Knie
cor (n.)	Herz	diēs (m.)	Tag

Deklination	Nom. Sg.	Gen. Sg.	Nom. Pl.	Gen. Pl.
I (a)	vēna (f.)	vēnae	vēnae	vēnarum
II (o)	nāsus (m.)	nāsi	nāsi	nasorum
II (o)	collum (n.)	collī	colla	collorum
III (Kons.)	cor (n.)	cordis	corda	cordum
III (i)	auris (f.)	auris	aurēs	aurium
IV(u)	manus (f.)	manūs	manūs	manuum
IV(u)	genū (n.)	genūs	genua	genuum
V (e)	diēs (m.)	diēi	diēs	dierum

(spr. getrennt di/ē/i, manu/um, genu/um!)

Die Deklination der Adjektive entspricht im allgemeinen der Deklination der Substantive.

Dekl.	lat.	gr.	dt.
I/II	long/us, -a, -um	makr/os, -ā, -on	lang/er, -e, -es
III	omn/is, -is, -e	pās, pāsa, pān	jeder, -e, -es; (Pl. alle)

Einige Adjektive werden (wie im Russischen) ähnlich wie Pronomen (Fürwörter) dekliniert. Dazu gehören häufige wie:

ūnus, a, um	- einer, eine, ein (als Zahlwort; Gen. ūnīus)
solus, a, um	- allein, einzig (Gen. sōlīus)
totus, a, um	- ganz (Gen. tōtīus)
neuter, tra, trum	- keiner, e, s von beiden (Gen. neutrīus)
nūllus, a, um	- keiner, e, kein (Gen. nūllīus)

Im Nominativ und Akkusativ des Plurals enden sächliche Substantive (Neutra) und Adjektive im Lateinischen und im Griechischen auf -a (wie im Russischen).

Beispiele

gr. Lexikon	- Pl. Lexika;
lat. Neutrum	- Pl. Neutra, das Sächliche, eigtl.: keins von beiden (< ne-uter), d. h. weder männlich noch weiblich;
lat. os (Knochen)	- Pl. ossa;
gr. soma (Körper)	- Pl. somata.

23

Noch formenreicher als Substantiv und Adjektiv ist das Verb; doch werden konjugierte Verbformen in der Fachsprache selten gebraucht, höchstens noch Imperative (Befehlsformen) in Rezepten (vgl. die Abschnitte 4.1. und 9) und als Warnung cavē! Vorsicht! hüte dich! (vgl. die Inschrift cave canem: hüte dich vor dem Hund! (in Pompeji).

5. Ableitung medizinischer Fachausdrücke

In der deutschen Fachsprache der Medizin werden sehr häufig Wortzusammensetzungen gebraucht. Im Unterschied zu anderen Sprachen sind im Deutschen Zusammensetzungen von Substantiven häufig und können jederzeit vom Benutzer neu gebildet werden (z. B. Blutprobe, Urinuntersuchung, Lungenfunktionsprüfung). Häufig sind, auch im Lateinischen, Zusammensetzungen mit Präpositionen, z. B. Untersuchung, Übersicht, Injektion, Abduktion (Wegführung), und mit Vorsilben, die für sich allein nicht als eigenständiges Wort gebraucht werden, z. B. Unfall, Erhebung, Mißempfindung. Eine derartige Vorsilbe wird als Präfix bezeichnet. Entsprechende Nachsilben heißen Suffixe (z. B. -ung, -heit, -ologie, -pathie).

Präfix(e)	*Wortstamm(e)*	*Suffix(e)*	*Flexionsendung*
ir-re-	vers	-ibel	(nicht umkehrbar),
Hyper-	glyk-äm	-ie	(erhöhter Blutzucker).

Auch der zweite Wortstamm kann wieder Präfixe tragen: Nephr/ek/tom<u>ie</u> = Ausschneidung der Niere (vgl. dt. Tabletten/ein/nahme, Kreis/lauf/unter/suchung), oder der erste Wortstamm besitzt ein Suffix und der zweite ein Präfix: Karzin/om/dia/gnostik usw.).

Treffen beim Zusammensetzen derartiger Morpheme (kleinster bedeutungstragender Einheiten) zwei Konsonanten aufeinander, so wird häufig ein Bindevokal dazwischengesetzt. Stammen beide Bestandteile aus dem Lateinischen, so ist der Bindevokal in der Regel i, z. B.:

quadr/i/ceps   (lat./lat.) = vierköpfig (Musculus quadriceps),
Oss/i/fikation   (lat./lat.) = Knochenbildung, Verknöcherung.

Entstammt ein oder entstammen beide Bestandteile dem Griechischen, dann wird o als Bindevokal benutzt, z. B.:

Ösophag/o/skop<u>ie</u>   (gr./gr.) = Speiseröhrenspiegelung,
Path/o/log<u>ie</u>   (gr./gr.) = Krankheitslehre,
Vas/o/pleg<u>ie</u>   (lat./gr.) = Gefäßlähmung.

In Analogie dazu wird häufig bei neueren Bildungen auch dann o gebraucht, wenn beide Bestandteile ursprünglich lateinisch sind:

vas/o/motorisch   (lat./lat.) = die Gefäßnerven betreffend,
Vas/o/dilatation   (lat./lat.) = Gefäßerweiterung,
Vas/o/konstriktion (lat./lat.) = Gefäßzusammenziehung.

Stoßen zwei Konsonanten ohne Bindevokal aufeinander, wie es gewöhnlich nach einer Präposition als Erstglied der Fall ist, dann kommt es zu charakteristischen Lautangleichungen (Assimilationen), dabei werden z. B.:

ad + f- zu aff-:   Afferenz (lat. ad-ferre = herantragen),

cum + b- zu comb- (z. B. kombinieren),

in + r- zu irr-:   Irreversibilität = Unumkehrbarkeit.

(Näheres s. Abschn. 6.1. zu den einzelnen Präfixen!)

Bei Zusammensetzungen sollten Hybriden (griechisch-lateinische Mischwörter) nach Möglichkeit vermieden werden, d.h., wenn Affixe oder Wörter gleicher Bedeutung aus beiden Sprachen zur Verfügung stehen (vgl. 6. und 10.), z. B.:

ambivalent (lat./lat.)	= doppelwertig, doppeltgerichtet,
amphotrop (gr./gr.)	= in verschiedenen Richtungen wirkend,
insensibel (lat./lat.)	= schmerzunempfindlich,
anästhetisch (gr./gr.)	= unempfindlich machend,
bisexuell (lat./lat.)	= zweigeschlechtlich,
dimorph (gr./gr.)	= zweigestaltig.

Beim Zusammentreffen zweier Vokale wird in manchen Fällen der erste Vokal ausgestoßen, z. B.:

ana + iso = aniso, Aniso + eikonie = Aniseikonie.

In anderen Fällen bleibt er erhalten, z. B.:

infraorbital (lat. orbita	= Augenhöhle) unterhalb der Augenhöhle,
supraorbital	= oberhalb der Augenhöhle liegend,
intraarteriell	= in der bzw. in die Arterie.

Bisweilen gibt es zwei Formen für das Vorderglied, z. B: für eine Präposition, eine mit vokalischer, eine mit konsonantischer Endung, z. B.:

ā, ab (lat.) = von,   ē, ex (lat.) = aus.

Über den Wegfall des anlautenden h bei Zusammensetzungen, z. B. Hämin, aber Anämie, vgl. Abschn. 4.3.!

In der Regel wird bei Wortzusammensetzungen zumindest der erste Bestandteil nicht von der Nominativform, sondern vom Wortstamm abgeleitet (vgl. Abschn. 4.4.!) z. B.:

ōs (St. ōr-) (lat.)	= Mund, davon oral (Mund-),
os (St. oss-) (lat.)	= Knochen, davon Ossifikation (Verknöcherung),
derma (St. dermat-) (gr.)	= Haut, davon Dermatologe (Hautarzt),
sōma (St. sōmat-) (gr.)	= Körper, davon psychosomatisch,
thrix (St. trich-) (gr.)	= Haar, davon Trichophytie (Schuppenflechte).

Am Ende eines zusammengesetzten Wortes steht dagegen häufig der Nominativ (Nom. Sg.), evtl. in verkürzter Form (Abwurf des Schlußvokals). Er bildet gleichsam das Grundwort des Kompositums, das durch das Vorderglied (Bestimmungswort) genauer definiert wird (vgl. Wohnungstür, Treppenhaus, aber Kleinwohnung, Turmtreppe).

Beispiele
Ektoderm (gr. ektos = außen + derma = Haut) = äußeres Keimblatt,
selbst in der Erweiterung zum Adjektiv: ektodermal,
Leptothrix (gr. leptos = schmal + thrix = Haar) = Fadenbakterium,
Chromosom (gr. chroma Farbe + soma = Körper) = Kernschleife.

Zum Verständnis (und zur Silbentrennung, vgl. Abschn. 3.2.!) eines zusammengesetzten Wortes ist es nötig, die Trennstelle zwischen den Bestandteilen zu erkennen. Ohne Kenntnis der Bestandteile aus den alten Sprachen oder aus anderen Zusammensetzungen führt ein Vorgehen "nach Gefühl" häufig in die Irre, z. B.:
Par/odont/ose (gr. para = neben + odus [St. odont-] = Zahn + -ose = Krankheit): Erkrankung des Zahnhalteapparates;
Endo/skopie (gr. endon = darin, hinein; gr. skopia = das Spähen): Betrachtung von Körperhöhlen mit dem Endoskop;
End/osmose (gr. endon = innen, hinein; gr. osmos = Stoß, Antrieb): Wassereinstrom in die Zelle auf Grund unterschiedlicher Wasserkonzentration;
Ana/tomie (gr. ana = auseinander; gr. tome = das Schneiden);
Hämat/om (gr. haima [St. haimat-] = Blut; gr. -om: Nachsilbe zur Bezeichnung von Geschwülsten) = Bluterguß.

Selbst von deutschen Wortzusammensetzungen sind uns allen "Stolperwörter" bekannt. Sie sind unter gemischten deutsch-fremdsprachlichen medizinischen Fachausdrücken nicht selten, z. B.: Reinfarktprophylaxe, Notendoskopie.

6. Häufig vorkommende Wortbildungselemente aus dem Lateinischen und dem Griechischen

6.1. Präfixe und andere Erstglieder

Neben echten Präfixen stehen Vorsilben, die auch als selbständige Wörter nach Art von Bestimmungswörtern gebraucht werden können (Präpositionen, Adverbien, Numeralien, Substantive). Deshalb werden hier Präfixe und andere Erstglieder zusammengefaßt.

Unter "vgl." sind an erster Stelle Entsprechungen in der anderen alten Sprache (lat./gr., gr./lat.) angeführt, an zweiter Stelle, durch Semikolon abgetrennt, Präfixe mit annähernd entgegengesetzter Bedeutung und an dritter Stelle, wiederum durch Semikolon abgetrennt, ähnlich klingende Elemente mit ähnlicher oder auch ganz anderer Bedeutung.

[1] **a-, ab-, abs-** (lat.) = von, von . . . her, ab, weg-
abduzieren (lat. dūcere = führen): wegführen,
Abduktion (lat. ductiō = Führung): Wegführung,
abnorm (lat.): von der Norm abweichend,
Āmōtio retīnae (lat. mōtiō = Bewegung, retīna = Netzhaut): Netzhautablösung,
Abs/zeß (!), abs/trakt, abs/tinent (lat.: enthaltsam),
vgl. (gr.) apo-; ad-; [2] a-.

[2] **a-, an-** (gr.) = nicht, ohne, un-
amorph (gr. morphē = Gestalt, Form): gestaltlos,
An/ämie (vgl. Abschnitt 4.3.!), aber: An/hydrid,
An/alphabet (vgl. dagegen Anal- = After-),
An/ästhesie (gr.): Empfindungslosigkeit,
An/urie (gr.): fehlende Urinausscheidung,
vgl. in-; [1] a-, ana-, anti.

ad- (lat.) = zu, nach . . . hin
adduzieren (lat. dūcere = führen): heranführen
Adduktion (lat. ductio = Führung): Heranführung
Das d von ad- verschmilzt gewöhnlich mit dem darauffolgenden Konsonanten, z. B.:
akzessorisch (lat.: hinzutretend), Nervus accessōrius (4. Hirnnerv),

afferent (lat.: hinführend, in Richtung zum Zentralnervensystem),
Agglutination (lat.: Verklebung),
aggressiv (lat.: angreifend),
Appendix f. (lat.: Anhang, spez.: Wurmfortsatz),
assimilieren (lat.: angleichen),
In "aszendent" (lat.: ansteigend) ist ad zu a- verkürzt (vgl. a-),
vgl. -; ab-, de-.

aden(o)- (gr. adēn) = Drüse
Adenohypophyse (der drüsige Hypophysenvorderlappen),
Adenom (vom Drüsengewebe ausgehende Geschwulst.

allo- (gr.) = anders
Allergie (lat.): "veränderte Reaktion" auf bestimmte Antigene,
Allopathie (gr.): Bezeichnung der Homöopathen für die ihrer Lehre entgegengesetzte wissenschaftliche Medizin,
vgl. -; homöo-; -.

amb(i)- (lat.) = beid(seitig), unentschieden, herum
Ambivalenz (lat.): Doppeltgerichtetheit,
Ambulatorium (lat. ambulāre = umhergehen),
vgl. amphi-.

amph(i)- (gr.) = beid(seitig), um ... herum
Amphibien (lat.) eigtl.: Lebewesen, die sowohl im Wasser als auch auf
dem Land leben,
Ampholyt (gr.): Verbindung, die sowohl alkalisch als auch sauer reagiert,
vgl. ambi-.

ana- (gr.) = auf, auseinander, wieder
Analyse (gr.) eigtl.: Auflösung,
Anamnese (gr.) eigtl.: Wiedererinnerung; vom Patienten erfragte Vorge-
schichte,
Anatomie (gr.) eigtl.: Auseinanderschneidung,
vgl. -; kata-; an-.

andro- (gr. anēr, St. andr-) = Mann
androgen (gr.): vom Manne stammend,
Andrologie (gr.): Lehre von den männlichen Geschlechtsorganen und
ihren Störungen,
vgl. vir-; gynäko-.

angi(o)- (gr.) = Gefäß
Angiektasie (gr.): Gefäßerweiterung (vgl. ek-),
Angiographie (gr.): Methode zur Gefäßdarstellung,
Angiologie (gr.): Lehre von den Blutgefäßen.

ante- (lat.) = vor, vorwärts
anterior (lat.): vorderer,
Anteflexio uteri (lat.): (normale) Vorwärtsknickung der Gebärmutter,
vgl. (prae-); post-; anti-.

ant(i) (gr.) = gegen, entgegen
Antigen-Antikörper-Reaktion (in der Immunologie),
antiseptisch (gr.): Infektionserreger an den Wunden abtötend,
Ant/agonist (gr.): Gegenspieler, z.B. Muskel entgegengesetzter Zugrichtung,
vgl. contra-, ob-; pro-; ante-.

apo- (gr.) = ab, von . . . weg
Apoplexie (gr.): Schlaganfall,
Apotheke (gr.) eigtl.: Abstellraum,
vgl. ab-.

arthr- (gr. arthron) = Gelenk
Arthritis (gr.): Gelenkentzündung,
Arthrose (gr.): degenerative Gelenkerkrankung.

aut(o)- (gr.) = selbst
Automobil (gr./lat.) eigtl.: Selbstbewegliches,
autonom (gr. nomos = Gesetz): eigengesetzlich,
Aut/opsie (gr.) eigtl.: Selbstsehen; Leichenöffnung,
vgl. ipsi-; hetero-.

bi(n)- (lat.) = zwei(mal)
Aqua bidestillata (lat.): zweimal destilliertes Wasser,
binär (lat.): aus zwei Einheiten bestehend, zweigliedrig,
bin/okular (lat. oculus = Auge): beidäugig;
    Gegensatz: mon/okular = einäugig,
Bizeps (lat. caput n. = Kopf): zweiköpfiger Muskel,
vgl. di-.

bio- (gr. bios) = Leben
biogen (gr.): von Lebewesen erzeugt,

Biologie (gr.): Wissenschaft von den Lebensvorgängen,
Bi/opsie (gr.): Untersuchung von Geweben, die bei Lebenden entnommen sind
vgl. vit(a)-.

brachy- (gr.) = kurz
Brachyzephalie (gr. kephalē = Kopf): Kurzköpfigkeit, Kurzkopf,
vgl. brady-.

brady- (gr.) = langsam
Bradykardie (gr. kardia = Herz): langsame Herzschlagfolge,
vgl. -; tachy-; brachy-.

circum- (lat.) = um . . . herum
Circumcisio (lat.): Beschneidung (der Vorhaut),
zirkumduzieren (lat. ducere = führen): herumführen, kreisend in einem
    Gelenk bewegen,
zirkumskript (lat. scriptum = geschrieben): umschrieben,
zur c- bzw. k-Schreibung vgl. Abschnitt 3.1.!,
vgl. amphi-, (peri-).

con-, co- (lat. cum) = mit, zusammen mit
Konvergenz (lat.) eigtl.: Zusammenneigung; z. B. Zusammenlaufen von
    Strahlen oder der Blicklinien beider Augen.
Con- verschmilzt mit darauffolgendem l zu coll, mit folgendem r zu corr-;
kollateral (lat.): auf der gleichen Seite verlaufend, parallel,
Korrektur (lat.): Berichtigung.
Vor m, b, p wird von- zu com-:
Commotio f. (lat.) eigtl.: Mitbewegung; Gehirnerschütterung (Com-
    motio cerebri),
kombinieren (lat.): verbinden,
komprimieren (lat.): zusammendrücken.
Vor Vokalen steht co- (ko-):
koagulieren (lat.): gerinnen, ausflocken, ausfällen,
Koeffizient (lat.) eigtl.: Mitbewirker, Variablenmultiplikator.
Zur c- bzw. k-Schreibung vgl. Abschnitt 3.1.!,
vgl. syn-, meta-.

contra- (lat.) = gegen, gegenüber
Kontra/indikation (lat. indicare = anzeigen): Gegenanzeige, verbietet
    eine bestimmte Handlungsweise,

31

kontralateral (lat. lateralis = seitlich): auf die Gegenseite bezogen,
vgl. anti-; ipsi-; con-.

de- des- (lat.) = von . . . weg, herab, ent-
Dekompensation (lat. compensatio = Ausgleich): Wegfall der Kompen-
sation (z. B. eines Herzfehlers durch erhöhte Herzleistung),
des/infizieren (lat.): entkeimen, nichtinfektiös machen,
De/squamation (lat. squama = Schuppe): Abschuppung,
vgl. kata-, (ab-); ad-; di-.

Deutero- (gr.) = zweit-
Deuterium: schwerer Wasserstoff: mit zweifacher Atommasse,
Deuter/an/opie: Farbsinnesstörung mit Ausfall der zweiten Komponente
(grün) des Farbensehens,
vgl. sekundi-.

[1] **di-, dicho-, dipl(o)-** (gr.) = zweimal, doppelt
Dikrotie (gr.): Doppelschlägigkeit des Pulses,
Dichotomie (gr. tome = schneiden): Zweiteilung,
Diplopie (gr.): Doppeltsehen,
vgl. bi-, dupl-; haplo-; [2] di-, [3] di-, dia-, dis-.

dia-, [2] di- (gr.) = auseinander, zwischen, durch
Diabetes (gr.) eigtl.: Hindurchgehen,
Diagnose (gr. gnosis = Erkenntnis),
Diarrhoe (gr. rhei = es fließt): Durchfall,
vgl. per-, dis-; con-; [1] di-, [3] di-.

dis-, [3] di- (lat.) = auseinander-, zer-, mis-, un-
Dislokation (lat. locus = Ort, Stelle): Verschiebung von Bruchstücken,
Dilatation (lat.): Erweiterung,
Divertikel (lat.): Ausstülpung, Ausbuchtung,
vgl. dia-, ad-, con-; di-, [2] di-, dys-.

dupl- (lat.) = doppelt
Duplikatur (lat.):Verdopplung, Doppelbildung,
re/duplizieren: verdoppeln,
vgl. dipl-.

dys- (gr.): schlecht, fehlerhaft, miß-
Dys/enterie (gr. enteron = Darm): Ruhr,

Dysmenorrh**oe** (gr. mēn = Monat, rhoē = Fließen): schmerzhafter Monatsfluß,

Dyspn**oe** (gr. pnoē = Atmung): erschwerte Atmung,

vgl. -; -; dis.

e- siehe [2] ex-!

ek-, [1] **ex-** (gr.) = aus

Ek/lamps**ie** (gr.) eigtl.: Aufblitzen (vgl. Lampe); Krampfzustände während der Schwangerschaft,

Ekstase (gr. stasis = Stehen): Verzücktheit, Entrücktheit,

Ekstas**ie** (gr.): Erweiterung.

Vor Vokal ex-:

Ex/anthem (gr. anthēma = Blühen): Hautausschlag,

Ex/ostose (gr. osteon = Knochen): Knochenauswuchs,

vgl. [2] ex-, e-.

ekto-, exo- (gr.) = außen, nach außen, von außen

Ektoderm (gr. derma = Haut): äußeres Keimblatt,

exogen (gr.): von außen stammend,

vgl. -; endo-, ento.

en- (gr.) = in, hinein

En/uresis (gr. ūreō = ich lasse Harn): Einnässen,

Enzephalitis (gr. kephalē = Kopf, enkephalos = Gehirn): Gehirnhautentzündung.

Vor m, b, p wird en- zu em-:

Embryo (gr. bryein = sprossen),

Em/metr/op**ie** (gr. metron = Maß; ōps, St. ōp-: Auge): normales Brechungsvermögen des Auges,

Empyem (gr. pyon = Eiter): Eiteransammlung in einem vorgebildeten Hohlraum,

vgl. in-.

end(o)-, ent(o)- (gr.) = innen, innerhalb

Endokard (gr. kardiā = Herz): Herzinnenhaut,

Entoderm (gr. derma = Haut): inneres Keimblatt,

vgl. intra-; ekto-; entero.

enter(o)- (gr. enteron) = Darm (bs. Dünndarm)

33

Enter/itis: Darmentzündung, i.e.S. Dünndarmentzündung,
vgl. -; -; ento-.

ep(i)- (gr.) = auf, an, über . . . hin
Als griechische Präposition hat epi- zahlreiche Bedeutungen, daher kann
auch die Bedeutung in Wortzusammensetzungen recht unterschiedlich
sein. (Ähnliches gilt auch für viele andere ursprüngliche Präpositionen).
Epidemie (gr. dēmos = Volk): gehäuftes Auftreten einer ansteckenden
  Krankheit (in einem Volke),
Epidermis (gr. derma = Haut): Oberhaut,
Epikrise (gr. krisis = Entscheidung, Urteil): Endbeurteilung,
Ep/ulis (gr. ūlis = Zahnfleisch): Zahnfleischgeschwulst.
Mit nachfolgendem h verbindet sich ep(i)- zu eph:
ephemer (gr. hēmerā = Tag): für einen Tag, vorübergehend.

ergo- (gr. ergon) = Werk, Arbeit, Tätigkeit
all/ergisch (gr. all- = anders) eigtl.: anders wirkend,
Ergometrie (gr. metron = Maß): Messung physischer Leistungsfähigkeit.

ery(thro)- (gr. erythros) = rot
Erythem (gr.): Hautrötung,
Erythrozyt (gr. kytos = Zelle): rotes Blutkörperchen.

eu- (gr.) = gut
Euphorie (gr.): gehobene, heitere Stimmungslage,
Eupnoe (gr.): normale, nicht erschwerte Atmung,
Eu/rhythmie (gr.): regelmäßige Herzschlagfolge,
vgl. -; dys-, a-; eury-.

eury- (gr.) = breit
eurysom (gr. sōma = -körper): breitwüchsig,
eurytherm (gr.): an einen breiten Temperaturbereich angepaßt,
vgl. -; steno-; eu-.

² ex-, e- (lat.) = aus
Extrakt (lat. trahere = ziehen): Auszug,
Exzision (lat.): Ausschneidung,
Evolution (lat.): eigtl. Auswicklung; Entwicklung,
evoziert (lat. vocāre = rufen): eigtl. herausgerufen, hervorgerufen,
vgl. ek-, ¹ ex-.

exo- s. ekto-

extr(a)- (lat.) = außerhalb
extra/uterin (lat. uterus = Gebärmutter): außerhalb der Gebärmutter, vgl.
Extrauteringravidität,
extrazellulär (lat.): außerhalb der Zelle,
vgl. Extremität, eigtl.: äußerstes Ende (extrem!),
vgl. -; intra-.

gastr(o)- (gr.) gastēr = Magen
gastro/intestinal (lat. intestinum = Darm): den Magen-Darm-Trakt betreffend,
Gastritis (gr.): Magenschleimhautentzündung.

glyk-, gluk- (gr. glykys = süß) = (Trauben-)Zucker (Glukose)
In Anpassung an die internationale chemische Nomenklatur wird viel-
fach die c-Schreibung bevorzugt (gluco-, glyco-).
Hyper/glyk/ämie (gr.): erhöhte Blutzuckerkonzentration,
Glukos/urie (gr.): Ausscheidung von Glukose im Harn.
Die gleiche chemische Verbindung wird also herkömmlicherweise in
verschiedenen Wortzusammensetzungen mit unterschiedlichen Morphe-
men (-glyk- und -glukos-) bezeichnet.
Die baukastenartige Zusammengesetztheit der medizinischen Fachsprache ermöglicht zwar in vielen Fällen ein Verständnis durch Kenntnis der
Morphembedeutungen, auch wenn die Morpheme nicht eindeutig definiert sind.
Vor der willkürlichen Bildung neuer Zusammensetzungen sollte man
aber in einem Fachwörterbuch nach Vorhandenem und Eingeführtem
suchen.

gyn(äko)- (gr. gynē, St. gynaik-) = Frau
Gynäkomastie (gr. mastos = Brust): "Frauenbrüstigkeit" beim Mann,
Gyn/adrie (gr. anēr, St. andr-: Mann): Vorhandensein weiblicher Merk-
male beim Mann.

häm(ato)- (gr. haima, St. haimat-) = Blut
Hämatologie (gr.): Lehre vom Blut,
Hämat/om (gr.): Bluterguß,
Hämat/urie (gr. ūron: Harn): Blutharnen,
Hämodynamik (gr.): Blutströmungslehre.

haplo- (gr.) = einfach
haploid (gr.): einfach(er Chromosomensatz),
vgl. simpl-; diplo-; hapto-.

hapto- (gr.) = heften, berühren
Haptoglobin (gr.): ein Transportprotein des Blutplasmas,
haptophor (gr.): bindend(e Gruppe eines Toxins),
vgl. -; -; haplo-.

hemi- (gr.) = halb
Hemikranie (gr. kranion = Schädel): halbseitiger Kopfschmerz, Migräne,
Hemiplegie (gr. plege = Schlag): halbseitige Lähmung,
Hemisphäre (gr. sphaira = Kugel): Halbkugel,
vgl. semi-.

hetero- (gr.) = verschieden
heterogen (gr.): verschiedenartig,
heterosexuell (gr./lat.): verschiedengeschlechtlich,
vgl. (allo-); iso-, homo-, auto-.

hex(a)- (gr.) = sechs
Hexosen (gr.): Einfachzucker (Monosaccharide) mit sechs Kohlenstoff-
atomen,
vgl. die anderen griechischen Zahlwörter: mono- 1, di- 2, tri- 3, tetr- 4,
pent- 5, hept- 7, okt- 8, non- 9, deka- 10, dodeka- 12.

hist(o)- (gr. histos) = Gewebe
Histamin (gr.): ein Gewebshormon,
Histologie (gr.): Gewebelehre.

holo- (gr.) = ganz
Holographie (gr.): spezielles photographisches Verfahren zur Aufzeichnung räumlicher Bilder,
holokrin (gr.): im ganzen zerfallend(e Drüsenzelle).

homo- (gr.) = gemeinsam, gleich
homogen (gr.): gleichartig,
homolog (gr.): übereinstimmend, entsprechend,
homosexuell (gr./lat.: sexus = Geschlecht): gleichgeschlechtlich,
vgl. ipsi-; hetero-; homöo-; homo (lat. Mensch).

homöo- (gr.) = ähnlich, gleich
Homöopathie (gr.): Behandlung nach dem Simile-Prinzip,
Homöostase (gr.): Konstanthaltung physiologischer Größen,
vgl. -; allo-, hetero-; homo-.

hydr(o)- (gr.) = Wasser
Hydr/ämie (gr.): Vermehrter Wassergehalt des Blutes,
Hydrophobie (gr. phobos = Furcht): Wasserscheu als ein Symptom der
Tollwut,
Hydrozephalus (gr.): Wasserkopf.

hyper- (gr.) = über, übermäßig
Hyperämie (gr.): vermehrter Blutgehalt eines Organs,
Hypertonie (gr. tonos = Spannung): Bluthochdruck,
Hyper/glyk/ämie (gr.): erhöhte Blutzuckerkonzentration.
Nach dem Muster Hyper....ämie werden eine Reihe von Fachwörtern
gebildet, die eine erhöhte Konzentration bestimmter Stoffe im Blut be-
zeichnen: Hyperchlorämie, Hyperlipämie, Hypermagnesämie usw.
vgl. super-; hypo-.

hypn(o)- (gr. hypnos) = Schlaf
Hypnose (gr.): dem Schlaf entfernt vergleichbarer Zustand,
Hypnotika N. Pl. (Sg. -kum): Schlafmittel,
vgl. somn(i)-; -; hypo-.

hyp(o)- (gr.) = unter, unterhalb
Hypotonie (gr.): erniedrigter Blutdruck,
Hyp/algesie (gr. algos = Schmerz): herabgesetzte Schmerzempfindlich-
keit,
Hypokaliämie (gr./arab.): erniedrigte Kaliumkonzentration im Blut.
Für das Schema Hypo...ämie gilt das unter hyper- Gesagte.
vgl. sub-, infra-; hyper-; hypno-.

idio- (gr.) = eigen(tümlich)
Idiosynkrasie (gr.): Überempfindlichkeit; Abneigung,
vgl. ideo- (von Idee).

[1] **in-** (lat.) = in, hinein
inhalieren (lat.): einatmen (zu Heilzwecken, zur Narkose),
Inzision (lat.): Einschnitt.

Vor m, b, p wird in- zu im-:
imbibieren (lat.): einsaugen, durchtränken,
Implantation (lat. planta = Pflanze): Einpflanzung,
vgl. en-; e(x).

² in- (lat.) = un-, nicht
inaktiv (lat.): nicht aktiv, untätig,
inhomogen (lat./gr.): ungleichartig,
insuffizient (lat.): ungenügend, unzureichend.
Vor m, b, p wird in- zu im-:
immobilisieren (lat. mobilis = beweglich): unbeweglich machen,
impotent (lat.): unfähig (den Beischlaf auszuüben),
vgl. ² a-, an-.

infra- (lat.) = unter
infraklavikulär (lat. clavicula = Schlüsselbein): unterhalb des Schlüsselbeins,
Infraschall: Schall einer Frequenz unter 16 Hertz,
vgl. hypo-; supra-, ultra-; intra-, In/fraktion.

inter- (lat.) = zwischen, unter (anderen)
Interkostalneuralgie (lat./gr.): Zwischenrippennervenschmerz,
Interruptio (lat. ruptus = zerbrochen): Unterbrechung (der Schwangerschaft: besser Abruptio = Abbruch),
vgl. dia-; -; infra-, intra-.

intra- (lat.) = innerhalb, in ... hinein
intra/uterin (lat.): innerhalb der Gebärmutter,
intrazellulär (lat.): innerhalb der Zelle,
intravenös (lat.): in der Vene, in die Vene (i. V.),
vgl. endo-, ento-; extra-; intra-.

intro- (lat.) = hinein
Introduktion (lat.): Einführung,
Intro/itus (lat.): Eingang,
vgl. -; extra-; intra-, inter-.

iso- (gr.) = gleich
isomorph (gr. morphe = Gestalt, Form): gleichgestaltet,
Isotonie (gr.): Gleichheit des (osmotischen Druckes),

an/iso- (gr.): ungleich (vgl. ² a-, an-!),
An/iso/korie: ungleiche Pupillenweite beider Augen,
An/is/eikonie (gr.): ungleiche Bildgröße in beiden Augen,
vgl. homo-, auto-; hetero-, allo-.

kat(a)- (gr.) = von ... herab
Katarrh (gr. rhoē = Fließen): Schleimfluß,
Katheter (gr. kathiemi = ich lasse herab),
Katode (gr. hodos = Weg): negative Elektrode,
vgl. -; ana-.

kryo- (gr.) = Eis, Frost
Kryoskopie (gr. skopeō = ich betrachte): Verfahren zur Bestimmung
der Gefrierpunkterniedrigung,
Kristall (gr. krystallos: Eis).

krypt(o) (gr.) = verborgen, versteckt
kryptogen (gr.): aus verborgener Ursache (vgl. -gen!),
Krypt/orchismus (gr. orchis = Hoden): Nichthinabtreten des Hodens in
das Skrotum.

leuk(o)- (gr.) = weiß
Leuk/ämie (gr.) eigtl.: Weißblütigkeit,
Leukozyt (gr.): "weiße" Blutzelle,
vgl. alb-; melan- (schwarz).

makro- (gr.) = groß; lang
Makrobiotik (gr.): "Die Kunst, das menschliche Leben zu verlängern"
(Hufeland),
Makrophagen (gr.): große Freßzellen in Blut und Bindegewebe,
vgl. grandi- (megalo-); mikro-.

mega(lo)- (gr.) = groß
Megaloblasten (gr.): Vorstufe der roten Blutkörperchen,
Megakolon (gr.): starke Erweiterung des Dickdarms,
vgl. -; makro-.

melan(o)- (gr.) = schwarz
Melanin (gr.): braunschwarzes Hautpigment,
Melancholie (gr. cholē = Galle): eigtl. Schwarzgalligkeit,
vgl. nigr-; leuko-.

Men(o)- (gr.), mens- (lat.) = Monat
Men/arche (gr. archē = Anfang): erste Monatsblutung,
Menstruation (lat.): Monatsblutung.

mes(o)- (gr.) = mittel-, mittlerer, zwischen; Gekröse
Mesoderm (gr.): mittleres Keimblatt,
Mes/enterium (gr. enteron = Dünndarm): Gekröse des Dünndarms,
ebenso sind gebildet: Mesokolon, Mesovarium usw.
vgl. medi(an)-.

met(a)- (gr.) = nach, hinter; mittel-
Metastase (gr.): Tochtergeschwulst,
Methämoglobin (gr.): Variante des roten Blutfarbstoffs,
Metakarpus (gr.): Mittelhand,
vgl. con-, post-; pro-; meso-.

mikr(o)- (gr.) = klein
Mikroskop (gr. skopeō = ich betrachte),
Mikr/enzephalie (gr.): Kleinheit des Gehirns,
vgl. parvi-; makro-.

mon(o)- (gr.) = einzeln, allein
Mon/arthritis (gr. arthron = Gelenk): Entzündung nur eines Gelenks,
Monozyten (gr.): große mononukleäre (einkernige) Blutzellen,
vgl. uni-, solitär-; poly- (z. B. Polyarthritis).

mult(i)- (lat.) = viel
multilateral (lat.): vielseitig,
multipel (lat.): vielfach, vielfältig,
multivalent (lat.): vielwertig, vielfältig einzusetzen,
vgl. poly-; rare- (z. B. Rarefikation; Gewebsauflockerung).

my(o)- (gr. mȳs, St. myo- = Maus, ebenso lat. mūs = Maus; davon die
Verkleinerungsform mūsculus = Mäus/chen) = Muskel
My/algie (gr.): Muskelschmerz,
My/asthenie (gr.): Muskelschwäche, eine Erbkrankheit,
My/om (gr.): gutartige Geschwulst aus Muskelgewebe.

myk(o)-, myz- (gr.) = Pilz
Mykose (gr.): Pilzerkrankung,
Myzel (gr.): Geflecht von Pilzfäden im befallenen Substrat.

Myx(o)- (gr. myxā) = Schleim
Myx/ödem (gr. oidein = schwellen): eine Form der Schilddrüsenunterfunktion.

ne(o)- (gr.) = neu
Ne/arthrose (gr. arthros = Gelenk): Gelenkneubildung,
Neonatologie (gr./lat.: nātus = geboren): Neugeborenenkunde,
Neoplasma (gr. plasma n. = Bildung): Neubildung, Geschwulst,
vgl. nov-; archi-, paläo-.

nekr(o)- (gr.) = tot, (ab)gestorben, Leichen-
Nekrose (gr.): Gewebstod.

nephr(o)- (gr.) = Niere
Nephritis (gr.): Nierenentzündung,
Nephrolithiasis (gr. lithos = Stein): Nierensteinleiden.

neur(o)- (gr.) = Nerv
Neuron (gr.): Nervenzelle mit allen Fortsätzen,
Neur/algie (gr. algos n. = Schmerz): Nervenschmerz,
Neur/itis (gr.; vgl. -itis): Nervenentzündung.
Neur/asthenie (gr. astheneia = Schwäche): "Nervenschwäche".

ob- (lat.) = gegen, hin
obliterieren (lat.): veröden, verwachsen
Obstipation (lat.): Verstopfung.
Ob- verbindet sich mit folgendem c zu occ- (okk-), mit folgendem p zu opp-:
Okklusion (lat.): Verschluß,
okzipital (lat.): zum Hinterkopf gehörend,
opponieren (lat.): gegenüberstellen, entgegenstellen,
vgl. anti-, contra-.

öko- (gr. oikos = Haus) = Wirtschaft, Umwelt
Ökonomie (gr. nomos = Gesetz): Wirtschafts(wissenschaft),
Ökologie (gr.): Umweltlehre.

olig(o)- (gr.) = wenig
Oligophrenie (gr. phrēn = Verstand; eigtl.: Zwerchfell, vgl. Nervus
    phrēnicus): Schwachsinn,
oligosymptomatisch (gr.): wenige Symptome zeigend,

Olig/ur<u>ie</u> (gr.): Verminderung der Harnausscheidung,
vgl. rare-; poly-.

ortho- (gr.) = aufrecht, gerade; richtig
Orthopäd<u>ie</u> (gr. paid<u>eiā</u> = Erziehung),
Orthoptik (gr.): Form der Schielbehandlung,
orthostatisch (gr.): in Beziehung zur aufrechten Haltung.

pachy- (gr.) = dick
Pachymeningitis (gr.): Entzündung der harten Hirnhaut,
Pachydermi<u>e</u> (gr.): Verdickung und Verhärtung der Haut,
vgl. lepto-.

pan-, panto- (gr.) = all(es), ganz
Pankarditis (gr. kard<u>iā</u>): Entzündung aller Herzwandschichten,
Panmyelophthise (gr. phthisis = Schwund): generalisierter Knochen-
markschwund,
vgl. omni-.

par(a)- (gr.) = neben, vorbei an, gegen
Paramedizin (gr./lat.): unwissenschaftliche Außenseitermedizin,
Parasit (gr. sitos = Speise): Schmarotzer,
Par/en/chym (gr.) eigtl.: daneben eingegossenes (Gewebe).

patho- (gr.) pathos = Leiden (vgl. das Suffix - pathie)
Patholog<u>ie</u> (gr. logos = Wort, Lehre): Krankheitslehre,
Pathogenese (gr. genesis = Entstehung): Krankheitsentstehung.

per- (lat.) = durch, hindurch; sehr
Perforation (lat.): Durchbruch,
Perkussion (lat.): Beklopfen,
perkutan (lat. cutis = Haut): durch die Haut,
peroral (lat. ōs, St. ōr-: Mund): durch den Mund,
vgl. dia-, -; peri-.

peri- (gr.) = um ... herum
Perikard (gr.): Herzbeutel,
Periost (gr. osteon = Knochen): Knochenhaut
Peritoneum (gr.) eigtl.: Herumgespanntes; Bauchfell,
vgl. circum-, ambi-; per-.

poli- (gr.) polis = Stadt: Poliklinik (gr.),
vgl. -; -; poly-, polio-.

polio- (gr. polios) = grau
Poliomyelitis (gr. myelos = Mark): Kinderlähmung, eine Erkrankung
der grauen Substanz des Rückenmarks,
vgl. -; -; poli-, poly-.

poly- (gr.) = viel
Polyarthriitis (gr.): Entzündung vieler (mehrerer) Gelenke
Polyp (gr. polypūs: Vielfuß, Tintenfisch): gestielte Geschwulst,
Polyurie (gr.):vermehrte Harnausscheidung,
vgl. multi-; oligo-; poli-, polio-.

post- (lat.) = nach, hinter
postmortal (lat. mors, St. mort-: Tod): nach dem Tode,
postoperativ (lat.): nach der Operation,
posttraumatisch (lat.): nach äußerer Gewalteinwirkung,
vgl. meta; ante-, prae-.

prae- (lat.) = vor
präformiert (lat. forma = Form, Gestalt): vorgebildet,
Präkanzerose (lat. cancer = Krebs): Krebsvorstufe,
präventiv (lat. praevenire = zuvorkommen): vorbeugend,
vgl. pro-, ante-, meta-, retro-.

pro- (gr./lat.) = vor
Prophylaxe (gr. phylax = Wächter): Vorbeugung,
Prolaps (lat. labi = gleiten): Vorfall innerer Organe durch Körperöff-
nungen,
Prostata (lat. stare = stehen): Vorsteherdrüse,
vgl. -; meta-, retro-; prae-.

prot(o) (gr.) = erster
Protoplasma, Protein, Protozoen,
vgl. primi-.

py(o)- (gr. pyon) = Eiter
Pyarthros(e) (gr. arthron = Gelenk): Gelenkvereiterung,
vgl. putrid; -; Pyel- (Nierenbecken).

43

re- (lat.) = zurück, wieder
Remission (lat. mittere = schicken, lassen): Nachlassen, Rückgang,
Reposition (lat. ponere = legen, stellen): Wiedereinrichtung,
Retraktion (lat. trahere = ziehen): Zurückziehung.

retr(o)- (lat.) = zurück, rückwärts, hinter
retrobulbär (lat. bulbus oculi = Augapfel): hinter dem Augapfel liegend,
retrograd (lat. gradi = schreiten): rückläufig,
retroperitoneal (lat. Peritoneum = Bauchfell): hinter dem Bauchfell liegend,
vgl. (re-); pro-.

rhin- (gr.) = Nase
Rhinitis (gr.): Schnupfen.

schiz(o)- (gr. s/chizein = spalten) = Spaltungs-
Schizophrenie (gr.): Spaltungsirresein.

semi- (lat.) = halb
semilunar (lat. luna = Mond): halbmondförmig,
semipermeabel (lat. permeare = hindurchgehen): halbdurchlässig,
vgl. hemi-.

steno- (gr.) = eng, schmal
Stenokardie (gr.): "Herzenge" (Angina pectoris: Brustenge),
Stenose (gr.): Verengung,
vgl. Angina; eury-.

stom(ato)- (gr. stoma, St. stomat- n.) = Mund, Öffnung
Stomatitis (gr.): Entzündung der Mundschleimhaut,
A/stomie (gr.): Fehlen der Mundöffnung,
vgl. ori-; -; somat- (s. Suffixe).

sub- (lat.) = unter
subakut (lat. acutus, eigtl.: spitz, scharf): nicht ganz akut,
Subkutis (lat. cutis = Haut): Unterhautzellgewebe,
sublingual (lat. lingua [spr. lingwa] = Zunge, Sprache, also zweisilbig!
Vgl. Abschnitt 4.2.!): unter der Zunge,
Sub- verändert sich unter dem Einfluß des folgenden Buchstabens zu
su-, suc-, suf-, sug-, sum-, sur-, sus-, z. B. assimiliert sub + p zu supp-;
Suppression (lat.): Unterdrückung,
vgl. hypo-, (infra-); super-.

super- (lat.) = über, übermäßig
Superazidität (lat. acidus = sauer), besser als gr./lat.,
Hyperazidität: übermäßig saurer Magensaft. Vgl. Abschnitt 5!
superfiziell (lat.): oberflächlich,
Superinfektion (lat.): Zweitinfektion,
vgl. hyper-, sub-; supra-.

supra- (lat.) = oberhalb
supraklavikulär (lat.): oberhalb des Schlüsselbeins,
suprarenal (lat. rēnēs = Nieren): über der Niere gelegen, die Neben-
nieren (glandulae suprārēnālēs) betreffend,
vgl. -; infra-; super-.

syn- sy- (gr.) = mit, zusammen
synchron (gr. chronos = Zeit): gleichzeitig,
Syndrom (gr. dromos = Lauf): Symptomenkomplex,
Synthese (gr. thesis = Satz, Stellung);
vor m, b, p, ph wird syn- zu sym-:
Symbiose (gr. bios = Leben): Zusammenleben zu gegenseitigem Nutzen,
Symphyse (gr. phyein = wachsen) eigtl.: Verwachsung,
vgl. con-.

tachy- (gr.) = schnell
Tachykardie (gr.): schnelle Herzschlagfolge,
vgl. -; brady-.

terti- (lat.) = dritter
vgl. tri- (s. unter hexa-).

tetra- (gr.) = vierter
s. hexa-.

thyreo- (gr. thyreos: türförmiger Schild): Schilddrüse
Glandula thyreoidea (lat./gr.): Schilddrüse,
Thyr/oxin (gr.): Schilddrüsenhormon.
Die zugrundeliegende Substanz Thyronin leitet sich von der Aminosäu-
re Tyrosin ab (ohne th! < gr. tyros = Käse).

trans- (lat.) = hinüber, hindurch, jenseits
Transfusion ([lat.]: fūsiō: Gießen, Guß): Blutübertragung,

trans/itorisch (lat. īre = gehen): vorübergehend,
trans/parent (lat. pārēre = scheinen): durchscheinen,
vgl. (per-, ultra-); cis- (diesseits).

tri- (gr./lat.) = drei; trit- (gr.): dritt-, s. unter hexa-
Trias (gr.): Dreiheit (z. B. von Symptomen): Merseburger Trias,
Trigeminus (lat.), eigtl.: Drilling: Nervus trigeminus (3 Äste),
trikuspidal (lat.): dreizipflig(e) Herzklappe.

ultra- (lat.) = jenseits, über ... hinaus
Ultraschall, Ultrastruktur, Ultraviolett, Ultrazentrifuge,
vgl. (trans-, per-); infra-.

uni- (lat.) = ein(s)
unilateral (lat. latus, St. later-: Seite): einseitig,
unipolar (lat. polus = Pol): einpolig,
vgl. mono-.

ur(o)- (gr. ūron) = Urin
Urologe (gr.): Arzt für Erkrankungen der Harnwege.

zyan- (gr. kyaneos) = dunkelblau
Zyanose (gr.): blaues Aussehen der Haut durch reduziertes Hämoglobin
bei Sauerstoffmangel im Blut,
Zyan (gr.): CN-Gruppe, die blaue Eisenverbindungen bildet,
vgl. "Zyankali" (KCN).

zyst(o)- (gr. kystis) = Blase
Zyste (gr.): flüssigkeitsgefüllter Hohlraum als krankhafte Bildung,
Zystitis (gr.): Blasenentzündung,
Zystoskopie (gr. skopein = betrachten): Blasenspiegelung.

zyt(o)- (gr. kytos, n.) = Zelle
Zytologie (gr.): Lehre von den Zellen,
Zytolyse (gr. lysis = Lösung): Auflösung von Zellen,
Poly/zyt/hämie (gr.): Knochenmarkerkrankung, die zur Vermehrung der
roten Blutkörperchen führt.

6. 2. Suffixe und andere Endglieder

Suffixe können Flexionsendungen sein, z. B. Pluralendungen: Diagnose/n. Diese sind hier nicht aufgeführt. Sie können Wortarten bezeichnen wie -al Adjektive (< lat. -alis m., f., -ale n.), z. B. renal (lat. renalis m., f., renale n.): Nieren-, oder Bedeutungsgruppen charakterisieren wie -tät (< lat., -tās, St. -tātis), etwa entsprechend dt. -heit oder -keit, oder -tor (lat.): handelnde Personen (dt. oft -er).

Solche Endungen sind nur in einigen Fällen aufgeführt, da es viele Abweichungen von der herausgestellten Bedeutung gibt und sie nicht vom Benutzer der Fachsprache beliebig zur Bildung neuer Wörter, ja nicht einmal zur Wortdeutung herangezogen werden können. Sie sind Bestandteile der Herkunftssprache und nicht spezifische Bildungselemente der Fachsprache, auch wenn mit ihnen gebildete Wörter, z. B. manche von Substantiven abgeleiteten Adjektive auf -al (is, e), im klassischen Latein noch nicht nachweisbar sind.

Nach Art von Suffixen können auch Substantive und andere Wortarten oder von ihnen gebildete Ableitungen gebraucht werden (-ämie, -azid, -thrix). Um derartige Halbsuffixe und andere Kompositionselemente mit zu erfassen, wird hier von "anderen Endgliedern" gesprochen. Wenn die Betonung immer auf dem Endglied liegt, wurde es mit einem Betonungspunkt versehen, z. B. -itis (Entzündung).

In manchen Fällen werden auch Wörter mit derart bezeichneter Endbetonung auf der ersten Silbe betont, besonders wenn es sich um korrespondierende Alternativen handelt. So hört man häufiger:
medial - lateral (lat.: zur Mitte hin - zur Seite hin) als
medial - lateral.

-algie, -algesie (gr. algos, n. = Schmerz) = Schmerzhaftigkeit; Adj. -algetisch
    Neuralgie (Nervenschmerz),
    Myalgie (Muskelschmerz),
    An/algesie (s. [2] a[n]-) Aufhebung der Schmerzhaftigkeit,
    an/algetisch: schmerzlos; hyp/algetisch; hyper/algetisch,
    vgl. -ästhesie (-empfindlichkeit: An-, Hyp-, Hyper-),
    Adj. -ästhetisch.

-al(is) (lat.) = häufigstes Suffix zur Bildung von Adjektiven aus
    Substantiven:
    renal (lat. rēn = Niere): Nieren-,
    anal (lat. ānus = After): After-,

sternal (lat. sternum = Brustbein): Brustbein-,
retinal (lat. retina = Netzhaut): Netzhaut-,
Glandula lacrimalis (lat. glandula = Drüse, lat. lacrima = Träne):
    Tränendrüse
Nach l steht statt dessen -aris:
ocularis (lat. oculus = Auge): Augen-; vgl. Okular,
clavicularis (lat. clavicula = kleiner Schlüssel,
clavis = Schlüssel): Schlüsselbein-.

-ämie (gr.) haima = Blut; Adj. -ämisch
An/ämie (s. [2] a[n]-) "Blutarmut", Verringerung der Hämoglobinkonzen-
    tration und/oder der Erythrozytenzahl im Blut,
Hyper/ämie (s. hyper-): örtlich vermehrter Blutgehalt
ämie bedeutet in beiden Fällen Unterschiedliches: im ersten Falle bezieht es sich auf die Zusammensetzung des Blutes, im zweiten Falle auf
die Blutverteilung im Organismus.
Ein t vor -ämie wird häufig zu th:
Polyzythämie (s. poly-, gr. kytos n. = Zelle): Vermehrung der roten
    Blutkörperchen,
vgl. Abschnitt 4.3.!

-anthem (gr. anthema n.) = Blühen; Adj. -anthematisch
Ex/anthem (s. [1] ex-): Hautausschlag,
En/anthem (s. en-): Schleimhautausschlag.

-arche (gr. arche) = Beginn
Men/arche (s. men-): erstes Auftreten der Monatsblutung,
Ejakul/arche (lat./gr.): erster Samenerguß,
vgl. -pause.

-ase: nach dem Muster "Diastase" zur Bezeichnung der Enzyme
Dia/stase (gr. Auseinanderstehen, Trennung), heute als Amyl/ase
    (gr. amylon: Stärke) bezeichnet.

-azid (lat. acidum = Säure) = sauer; Subst. -azidität
super/azid (lat., s. super): übermäßig sauer,
vgl. Azidose (pH-Senkung oder Basenverlust im Blut).

-(b)ilis, -bel (lat.) = -bar, -sam, -lich; Subst. -bilität (Mobilität)
Verb: -bilisieren (mobilisieren),

mobil (lat. mōbilis): beweglich
akzeptabel, diskutabel, impermeabel (undurchdringlich),
vgl. bili- (als Präfix): Gallen- (lat. bilis: Galle) s. -ilis.

-blast (gr. blastos) = Sproß, Keim; Abstraktum: -blastie
Adj.: -blastisch,
Erythroblasten (vgl. erythro-) kernhaltige Vorstufen der roten Blut-
    körperchen,
vgl. -plast.

-chrom (gr. chrō n., St. chrōmat-) = Farbe; Subst. -chromie
Adj. auch -chromatisch,
hyperchrom (sind Erythrozyten, die zu viel Hämoglobin enthalten),
normochrom, hypochrom,
vgl. Chrom- als Erstbestandteil: Chromosomen usw.

-derm (gr. derma, St. Dermat-) = Haut; Subst. -dermie
Pachydermie (gr.): Verdickung der Haut,
skleroderm (gr.): harthäutig,
vgl. Dermatologe (Hautarzt), Dermatitis (Hautentzündung).

-ektasie (gr.) = Ausdehnung, Erweiterung; Konkretum: -ektasen (Pl.)
Bronch(i)ektasen: bleibende Erweiterung von Luftröhrenästen,
Phleb/ektasie (gr.) = Ven/ektasie (lat./gr.): Venenerweiterung,
Teleangiektasie (gr. telos = Ende, gr. angeion = Gefäß): Erweiterung der
    kapillaren "Endstrombahn".

-ek/tomie (gr.) = Aus/schneidung, chirurgische Entfernung eines Organs
Verb: -ektomieren,
Append/ektomie (lat./gr., vgl. ad-, lat. pendere = hängen,
Appendix f.: Anhang, Wurmfortsatz),
Cholezyst/ektomie (gr. cholē = Galle, kystis = Blase): Entfernung der
    Gallenblase,
vgl. -tomie

-ell(um), -elle (lat.): Verkleinerungssilbe
Cerebellum (lat. cerebrum = Gehirn): Kleinhirn
Organelle: organ/analoge Zellstruktur,
Salmonellen: nach D. E. Salmon (1850 - 1914) benannte Bakteriengrup-
pe (Typhus-Paratyphus-Erreger),
vgl. -ulus.

49

-emesis (gr.) Erbrechen
Adj.: -emetisch
Hämat/emesis (gr. haima, St. haimat- = Blut): Bluterbrechen,
Hyperemesis gravidarum (s. hyper-, lat. gravida: Schwangere): übermäßiges Erbrechen der Schwangeren,
vgl. Emetikum (Brechmittel).

-erg (gr. ergon = Werk, Arbeit) = Wirkung, Arbeit
Subst. -ergie
All/ergie (gr. allos = anders): "Andersreagieren",
(an/erg, hyper/erg, norm/erg),
vgl. org. Organ ("Werkzeug"),
urg: Chirurg: ("Handarbeiter"); en/ergisch.

-(i)fizieren, -(i)sieren (lat.) = machen
Subst. -ifizierung, -ifikation
elektrifizieren, qualifizieren, Qualifizierung, Qualifikation,
infizieren (lat. inficere = hineintun): anstecken,
verifizieren (lat.): als wahr erweisen (eine Hypothese).

-gen (gr.) 1. verursachend, 2. verursacht
Subst.: -genese, -genie,
i/atrogen (gr. i/atros = Arzt): durch den Arzt verursacht,
pathogen (gr. pathos n. = Leiden): krankheitserregend,
Pathogenese (gr.): Kankheitsentstehung,
vgl. -poese.

-gramm (gr. gramma n., St. grammat-: Buchstabe, Schrift) = Aufzeichnung, Kurvendarstellung,
Elektrokardiogramm (EKG), Elektroretinogramm (ERG).

-graph (gr. graphein = schreiben) = Registriergerät
Elektrokardiograph, Elektr(o)enzephalograph.

-graphie (gr.) = Aufzeichnung, Registrierung
Elektrokardiographie, Elektromyographie (gr. mys, St. myo-: Maus, Muskel).

-iase, -iasis (gr.) Krankheit
Psoriasis (gr.): Schuppenflechte,

50

Nephrolithiasis (gr. nephros = Niere, lithos = Stein): Nierensteinkrankheit.

-iater (gr. i/atros) = Arzt
-iatrie (Fachgebiet); Adj. -iatrisch
Psychiater (gr. psyche = Seele): Psychiatrie, psychiatrisch,
Pädiater (gr. pais, St. paid- = Kind): Kinderarzt.

-ismus (lat.): neben anderen umgangssprachlich bekannten Bedeutungen in
   der Medizin speziell Normabweichungen:
Albinismus (span. albino = weißlich < lat. albus = weiß): Pigmentmangel in der Haut
sowie Suchten oder Vergiftungen: Alkoholismus, Morphinismus,
Ergotismus: (Massen)Vergiftung mit Mutterkorn.

-itis (gr.) = Entzündung
Appendizitis (lat. Appendix f. = Anhang): Entzündung des Wurmfortsatzes,
Gastritis (gr. gaster = Magen): Entzündung der Magenschleimhaut,
Neuritis (gr. neuron = Nerv): Nervenentzündung.

-logie (gr. logos = Wort, Lehre) = Lehre
Biologie (gr. bios = Leben): Lehre von den Lebensvorgängen,
Neonatologie (gr. neos = neu; lat. natus = geboren): Lehre vom Neugeborenen,
Otorhinolaryngologe (gr. us, St. ot- = Ohr; rhis, St. rhin- = Nase,
   larynx, St. laryng- = Kehlkopf): Hals-Nasen-Ohren-Arzt.

-lyse (gr.) = Lösung
Adj. -lytisch,
Analyse (s. ana-): Auflösung, Zerlegung,
Hämolyse (gr. haima, St. haimat- = Blut): Zerfall der roten Blutkörperchen,
spasmolytisch (gr. spasma n. = Krampf): krampflösend.

-manie (gr.) = Trieb, Sucht, Wahn
Adj. -manisch,
Kleptomanie (gr. klepto = ich stehle): "Stehlsucht",
Pyromanie (gr. pyr = Feuer): "Brandstiftungstrieb".

-megalie (gr.) = Größe
Adj. -megal,
Akromegalie (gr. akron = Spitze): vermehrtes "Spitzenwachstum".

-meter (gr. metron = Maß) = Meßgerät; Maß
Adj. -metrisch, Abstraktum: -metrie,
Dynamometer (gr. dynamis = Kraft): Kraftmesser,
Galvanometer (L. Galvani 1737 -1798): Strommeßgerät,
Voltmeter (A. Volta 1745 -1827): Spannungsmeßgerät,
Tonometrie (gr. tonos = Spannung): Messung des Augeninnendrucks
isometrische Muskelkontraktion (s. iso-): Muskelanspannung ohne
Verkürzung.

-mnese, -mnesie (gr.) = Erinnerung, Gedächtnis
Adj. -mnestisch,
Anamnese (s. ana-): Vorgeschichte des Kranken,
Amnesie (s. ² a-): Erinnerungslosigkeit.

-oid(eus) (gr.) = ähnlich, -artig
Arachnoidea (gr.): Spinnwebenhaut (eine Hirnhaut),
deltoid(eus) (gr.): deltaförmig,
-ök (gr. oikos = Haus): die Umwelt betreffend, Subst. -ökie,
euryök (gr. eurys = breit): unter variablen Umweltbedingungen lebens-
fähig,
Stenökie (gr. stenos = eng): strenge Umweltabhängigkeit eines Lebewe-
sens,
vgl. öko-, Ökologie, Ökonomie ("Hausgesetzlichkeit").

-om (gr.) = Geschwulst
Karzinom (gr. karkinos = Krebs): vom Epithelgewebe ausgehende bös-
artige Geschwulst,
Lipom (gr. lipos n. = Fett): gutartige Fettgewebsgeschwulst,
Hypernephrom (s. hyper-, gr. nephros = Niere): aus Nebennierengewebe
bestehende Geschwulst,
bloße Analogie (Schwellung): Hämat/om (gr.): Bluterguß,
vgl. Wörter, bei denen der Wortausgang -om nicht Geschwulst bedeutet:
Glaukom (grüner Star),
Chromosom, Kolobom (Spaltbildung im Augenbereich),
Kondom,
Syndrom (Symptomenkomplex) u. v. a.

-opie (gr.) = -sichtigkeit
Adj. -op,
Hyperopie (s. hyper -): Übersichtigkeit,
Myopie (gr.): Kurzsichtigkeit,
presbyop (gr. presbys = alt): Alterssichtigkeit, Weitsichtigkeit,
vgl. -skopie.

-opsie (gr.) = Betrachtung
Adj. -optisch,
Aut/opsie (s. auto-): eigtl. Selbstsehen; Leichenöffnung,
Bi/opsie (gr. bios Leben): Gewebeentnahme vom Lebenden zur Diagno-
stik,
vgl. Hydrops (Wassersucht), ohne Beziehung hierzu.

-ose, -osis (gr.)
Adj. -otisch,
(1) (nichtentzündliche) Krankheit
Arthrose (gr. arthron = Gelenk): degenerative Gelenkerkrankung,
nephrotisch (gr. nephros = Niere): auf bestimmte Nierenerkrankungen
bezogen,
Skoliose (gr. skolios = krumm, schief): seitliche Verkrümmung der Wir-
belsäule
(2) Vermehrung von (Blut)Zellen
Leukozytose: Vermehrung der Leukozyten (vgl. -penie),
vgl. nicht hierher gehörende Wörter wie:
  Anastomose (Einmündung), Aponeurose (flächenhafte Sehne),
  Biomorphose (Veränderung durch Entwicklung und Alterung),
  Glukose (Traubenzucker), Mitose (indirekte Zellkernteilung),
  Phagozytose (Freßzelltätigkeit).

-pathie (gr. pathos n.) = Leiden
Adj. -pathisch, Leidender: -path,
Angiopathie (gr. angeion: Gefäß): krankhafte Gefäßveränderung,
Homöopathie (gr.): Heillehre der Außenseitermedizin,
Psychopath (gr.): abnorme Persönlichkeit,
Sympathie (s. syn-), Antipathie (s. anti-).

-pause (gr.) = Ende
Menopause (gr. mēn = Monat): Ausbleiben der Menstruation im Kli-
makterium,

Postmenopause (lat./gr., s. post-): Zeit nach der Menopause,
vgl. -arche.

-penie (gr.) = Mangel, Abnahme
Leuko(zyto)penie (gr.): Verminderung der Leukozyten,
Lympho(zyto)penie (gr.): Verminderung der Lymphozyten,
vgl.- [2] ose.

-pexie (gr.) = Anheftung
Gastropexie (gr. gaster, St. gastr- = Magen): operative Befestigung des
Magens,
Kolopexie (gr. kolon = Dickdarm): operative Anheftung des Dick-
darms.

-phagen (gr.) = Fresser, Freßzellen
Adj. -phag, Vorgang: -phagie,
Bakteriophagen, Phagen: bakterienfressende Viren,
Makrophagen: große Freßzellen im Blut oder Bindegewebe,
auch als Präfix: Phagozyten (Freßzellen).

-phil (gr. philos = Freund) = geneigt zu
Subst.: -philie,
basophil: mit basischen Farbstoffen anfärbbar,
eosinophil: mit Eosin anfärbbar,
Nekrophilie (gr. nekros = tot; Leiche): sexuelle Leichenschändung.

-phob (gr. phobos = Furcht) = scheu, feindlich
Subst. -phobie,
hydrophob (s. hydro-) wasserabstoßend, wasserscheu,
Klaustrophobie (gr.): Angst bei Aufenthalt in geschlossenen Räumen,
vgl. Phobie (Zwangsvorstellung), -phil.

-phon (gr. phone = Stimme) = tönend, Stimme
Abstraktum: -phonie,
Mikrophon, Stereophonie,
Dysphonie (s. dys-) gestörte Stimmbildung,
vgl. als Vorsilbe: Phon/iatrie (Stimmheilkunde),
Phon/asthenie (Stimmschwäche).

-phor (gr.) = tragend, Träger
Subst. -phorie,

54

Phosphor (gr. phōs, St. phōt-: Licht),
Chromatophoren (gr. chrōma, St. chrōmat- = Farbe): Pigmentzellen,
Euphorie (s. eu-) gehobene, heitere Stimmungslage.

-plasie (gr.) = Bildung, -plasma: Gebilde
-plast, Adj. -plastisch,
-plastik: operative Wiederherstellung,
Hyperplasie (s. hyper-): Organvergrößerung durch Zellvermehrung,
Keratoplastik (gr. keras = Horn): operativer Ersatz getrübter Hornhaut-
    teile,
Neoplasma (gr. neos = neu): Neubildung, Geschwulst,
vgl. Plasma, Plastik, plastisch, Leukoplast, -blast, -poese.

-plegie, -plexie (gr.) = Schlag; Lähmung
Apoplexie (s. apo-): Schlaganfall,
Hemiplegie (s. hemi-): Halbseitenlähmung.

-pnoe (gr.) = Atmung
Eupnoe (s. eu-),
Dyspnoe (s. dys-), auch Dyspnoe
Orthopnoe (gr. orthos = aufrecht): schwere Dyspnoe, die aufrechtes
    Sitzen notwendig macht,
vgl. Abschnitt 3.1.

-po/ese (gr.) = Entstehung, Bildung
Adj. -po/etisch,
Hämatopoese (gr.): Blutbildung,
hierher auch Pharmakopoe (sprich ö!): Arzneibuch,
vgl. Poesie, Poet, poetisch.

-ptose (gr.) = Senkung
Gastroptose (gr.): Magentiefstand,
vgl. Ptosis (Oberlidlähmung).

-(r)rhoe, -rhö (gr. rhei = es fließt) = Fluß
Diarrhoe (s. dia-): Durchfall,
Gonorrhoe (gr.): Tripper (eine Geschlechtskrankheit),
verkürzt: Katarrh (s. kata-): Schleimfluß.

-sklerose (gr. sklerōs = hart, trocken) = Verhärtung

Adj. -sklerotisch; Person: -sklerotiker,
Arteriosklerose: krankhafte Veränderung der Arterienwand,
Nephrosklerose: Arteri(ol)osklerose der Nieren,
Zerebralsklerose: Arteriosklerose der Hirngefäße,
auch als Bestimmungswort: Sklerodermie (Hautverhärtung)
und selbständig: Sklerose (Verhärtung, meist: Zerebral-).

-skopie (gr.) = Betrachtung, Untersuchung
Gerät: -skop, Adj. -skopisch,
Mikroskop, Stethoskop, Stereoskopie,
Endoskopie: Betrachtung von Körperhöhlen mit einem Endoskop,
vgl. -opie.

-som (gr. soma n., St. somat-) = Körper
Adj. -somatisch, Abstraktum: -somie,
leptosom (gr. leptos = dünn): schmalwüchsig,
Psychosomatik (gr.): Krankheitslehre, die der Psyche einen großen Anteil an der Entstehung körperlicher Krankheiten zumißt,
auch selbständig: somatisch (körperlich).

-stenose (gr. stenos = eng) = Verengung
Mitralstenose (gr. mitrā = Mütze): Verengung der Öffnung zwischen
linkem Vorhof und linker Herzkammer (an der Mitralklappe),
Ösophagusstenose (gr.): Verengung der Speiseröhre,
selbständig: Stenose, -stenosierung, stenotisch.

-sthenie (gr. stenos n.) = Kraft
Adj. -sthenisch; Person: -stheniker,
A/sthenie (s. [2] a-): Schwäche, z. B. Neur/asthenie,
Isosthenurie (s. iso-, gr. ūron = Harn): Einschränkung der Konzentra-
tions- und Verdünnungsfähigkeit der Niere.

-stomie (gr. stoma n. = Mund) = Mündung, Öffnung
Adj. -stom,
Anastomose (s. ana-): Verbindung von Blutgefäßen, Lymphgefäßen
oder Nerven,
Gastroenterostomie (gr.): Anlegen einer Öffnung zwischen Magen und
Dünndarm,
Ileotransversostomie (lat./gr.): Anlegen einer Öffnung zwischen Grimm-
darm und Querdarm.

-tomie (gr. tomē) = Schnitt, Eröffnung
Gerät: -tom (Mikrotom); Person: -tom (Anatom),
Gastrotomie (gr.): Eröffnung des Magens,
Laparatomie (gr. laparā = Bauch): Eröffnung der Bauchhöhle,
vgl. -ektomie, Tomographie (Schichtaufnahmeverfahren).

-top (gr. topos) = Ort
Abstraktum: -topie,
Biotop (gr. bios = Leben): Lebensraum,
Dystopie (s. dys-): Fehllage,
Isotope (s. iso-): Atome gleicher Ordnungs-, aber ungleicher Neutro-
    nenzahl,
vgl. Topographie (Lagebeschreibung), topographische Anatomie.

-trop (gr. tropos = Wendung) = gerichtet auf, einwirkend auf
Subst. -tropie,
chronotrop (gr. chronos = Zeit): die Herzfrequenz beeinflussend,
ergotrop (gr. ergon = Arbeit): auf Leistungssteigerung gerichtet,
trophotrop (trophē = Ernährung): auf die Ernährung gerichtet,
vgl. -trophie.

-trophie (gr. trophē = Ernährung) = ernährend, wachstumsfördernd
Adj. -troph,
Atrophie (s. [2] a-): Abmagerung, Rückbildung, Verkleinerung,
Dystrophie (s. dys-): Mangelernährung durch Fehlernährung,
Hypertrophie (s. hyper-): Organvergrößerung durch Vergrößerung der
    einzelnen Zellen,
vgl. -troph(ie).

-ulus, -ula, -ulum, -ole, -ille, -el (lat.) = Verkleinerung, Abschwächung
Fibrillen (lat. fibra = Faser): kleine Fasern,
Arteriole (lat. arteriola): kleine Arterie,
Pustula, Pustel (lat. pūs = Eiter): Eiterbläschen,
Lobulus (lat. lobus = Lappen): Läppchen.

-urie (gr. ūron) = Urin
(1) in bezug auf Harnbestandteile:
Glukosurie: Auftreten von Traubenzucker im Urin,
Albuminurie: Ausscheidung von Eiweiß im Urin;
(2) in bezug auf Harnmenge und -beschaffenheit:

An/ur**ie** (s. [2] a[n]): fehlende Urinausscheidung,
Olig/ur**ie** (s. oligo-): verminderte Harnausscheidung,
Polyur**ie** (s. poly-); vermehrte Harnausscheidung,
Pollakis/ur**ie** (gr. pollakis = oft): häufiger Harndrang,
Isosthenur**ie** (s. iso-, -sthenie): Einschränkung der Konzentrations- und
  Verdünnungsfähigkeit der Niere.

-zid (lat.) = tötend
  bakteriz**id**: bakterientötend,
  fungiz**id**: Pilze abtötend.

-zision (lat.) = Schneiden, Schnitt
  Verb -zid**ieren**,
  Inzis**ion** (s. [1] in): Einschnitt,
  inzid**ieren**: einschneiden,
  Pr**o**be/exzis**ion**: Gewebeentnahme zur Diagnose.

zyt (gr. kytos n.) = Zelle
  Leukoz**yt** (s. leuko-): "weiße" Blutzelle,
  Erythroz**yt** (s. erythro-): rotes Blutkörperchen,
  An/isozyt**ose** (s. [2] a(n)-, iso-, -ose): unterschiedliche Zellgröße,
  vgl. zyt-.

7. Fachsprache in der Anatomie

Die Anatomie bildet die strukturelle Grundlage für alle medizinischen Fachgebiete. Allgemein verbindliche einheitliche und eindeutige Bezeichnungen für alle Körperteile und Strukturen sind daher von besonderer Wichtigkeit. Schon im Altertum gab es aber für viele Bezeichnungen drei bis vier Synonyme (verschiedene Wörter gleicher Bedeutung). Andreas Vesal (1514 - 1564), der Erneuerer der Anatomie, versuchte die Fachwörter unter Ausscheidung aller griechischen Wortstämme zu normieren, hatte aber wenig Erfolg damit. 1895 wurden auf dem Anatomenkongreß in Basel die Baseler Nomenklatur (BNA) international vereinbart, 1935 die Jenaer Nomenklatur (JNA), die sich aber international nicht durchgesetzt haben. Notwendige Veränderungen der BNA schlugen sich daher erst in der 1955 angenommenen Pariser Nomenklatur (PNA) nieder. 1960 erfolgten weitere Nachträge, Änderungen und Korrekturen. 1970 konnten auch Histologie und Embyologie einbezogen werden Die jetzt erreichte Vollendung soll schon dadurch ihren Ausdruck finden, daß nur noch von Nomina anatomica (d. h. anatomischen Namen) ohne historische Ortsbezeichnung gesprochen wird.

Es kann nicht Aufgabe dieser Broschüre sein, die Nomina anatomica einzeln abzuhandeln. Sie müssen im Anatomieunterricht in Verbindung mit der Anschauung der zu bezeichnenden Körperteile und Strukturen vermittelt werden. In der offiziellen Auflistung sind alle Nomina anatomica mit großen Anfangsbuchstaben geschrieben. In zusammengesetzten Bezeichnungen werden nur die Substantive groß geschrieben.

Die meisten anatomischen Bezeichnungen sind mehrgliedrig. Beispiele für die häufigsten Kombinationen, bei denen entweder Substantive im Genitiv oder Adjektive als Attribute dienen, finden sich in Abschnitt 4.1.

Die Bestandteile dieser zusammengesetzten Bezeichnungen entstammen einzelnen Bedeutungsgruppen, für die hier jeweils einige Beispiele aufgeführt sind. (Die Längenbezeichnungen für die Vokale sind hier weggelassen bis auf die Unterscheidung von Os und Os.).

Allgemeine Strukturbezeichnungen

Linea, f.	Linie	Margo, f.	Rand
Diameter, m.	Durchmesser	Nodus, m.	Knoten
Angulus, m.	Winkel	Processus, m.	Fortsatz

Radiatio, f.	Strahlung	Radix, f.	Wurzel
Pars, f.	Teil	Ramus, m.	Ast
Regio, f.	Gebiet, Region	Sella, f.	Sattel
Trigonum, n.	Dreieck	Spina, f.	Stachel
Planum, n.	Ebene, Fläche	Tuber, m., n.	Höcker
Spatium, n.	(Zwischen)Raum	Tuberculum, n.	kleiner Höcker
Vestibulum, n.	Vorhof	Tuberositas, f.	Rauhigkeit
Lamina, f.	Platte, Schicht	Trochlea, f.	Rolle
Membrana, f.	Membran, Haut	Truncus, m.	Stamm
Tunica, f.	Gewebeschicht	Valvula, f.	Klappe
Plica, f.	Falte	Sutura, f.	Naht
Septum, n.	Scheidewand	Raphe, f.	Naht, Bandstreifen
Fibrae, f., Pl.	Fasern	Canalis, m.	Kanal
Fasciculus, m.	Bündel	Cavum, n.	Höhle
Plexus, m.	Geflecht	Fissura, f.	Spalte
Ala, f.	Flügel	Foramen, n.	Loch
An(n)ulus, m.	Ring	Fossa, f.	Graben, Grube
Arcus, m.	Bogen	Fovea, f.	Grube
Bursa, f.	Beutel	Hiatus, m.	Spalt
Capsula	Kapsel	Incisura, f.	Einschnitt
Concha, f.	Muschel	Meatus, m.	Gang
Conus, m.	Kegel	Ostium, n.	Mündung
cornu, n.	Horn	Recessus, m.	Ausbuchtung
Crista, f.	Leiste	Rima, f.	Spalte, Ritze
Gyrus, m.	(Hirn)Windung	Sinus, m.	Bucht, Nebenhöhle
Lobus, m.	Lappen	Sulcus, m.	Furche
Lobulus, m.	Läppchen		

Spezielle anatomische Gattungsbezeichnungen

Os, n.	Knochen	Tendo, m.	Sehne
Articulatio, f.	Gelenk	Fascia, m.	Faszie
Condylus, m.	Gelenkfortsatz	Glandula, f.	Drüse
Epicondylus, m.	Höcker ü. e. Gelenk	Arteria, f.	Arterie
Vena, f.	Vene	Ligamentum, m.	Band
Nervus, m.	Nerv	Musculus, m.	Muskel
Ganglion, n.	Nervenknoten		

Spezielle Organ- und Strukturbezeichnungen

Nasus, m.	Nase	Scapula, f.	Schulterblatt
Os, St. Or-, m.	Mund	Digitus, m.	Finger
Lingua, f.	Zunge	Umbilicus, m.	Nabel
Bronchus, m.	Luftröhrenast	Hepar, St. hepat-, n.	Leber
Pulmo, m.	Lunge	Lien, m.	Milz
Cor, St. cord-, n.	Herz	Ren, m.	Niere
Sternum, n.	Brustbein	Anus, m.	After

und viele andere (vgl. Abschnitt 10.)

Von fast allen Substantiven können Adjektive gebildet werden: nasalis, oralis, lingualis, bronchialis, pulmonalis usw.

Eine Reihe von diesen Bezeichnungen wird auch im übertragenen Sinne oder als Gattungsbezeichnung gebraucht (vgl. dt. Gelenkkopf, Sehnenscheide, Gebärmutterhals):

Caput, n.	Kopf	Dens, m.	Zahn
Capitulum, n.	Köpfchen	Facies, f.	Gesicht, Fläche
Collum n.	Hals	Genu, n.	Knie
Corpus, n.	Körper	Labium, n.	Lippe
Crus, n.	Schenkel	Vagina, f.	Scheide

Lage- und Richtungsbezeichnungen

anterior	vorderer	horizontalis	waagerecht
posterior	hinterer	verticalis	senkrecht
superior	oberer	transversalis	quer zur Körperachse
inferior	unterer	longitudinalis	längs
medianus	in der Mitte liegend	transversus	quer
medialis	zur Mitte hin	dexter	rechts
lateralis	seitlich	sinister	links
internus	innen	superficialis	oberflächlich
externus	außen	profundus	tief
proximalis	nah	rectus	gerade
distalis	fern	obliquus	schräg
sagittalis	von vorn nach hinten	centralis	zentral
(lat.) sagitta	Pfeil	basalis	basal

Von Körperteilen abgeleitete Bezeichnungen, die sich auf Lage oder Richtung beziehen:

frontalis (lat. frons, St. front- = Stirn): parallel zur Stirn
cranialis (lat. cranium = Schädel): kopfwärts
caudalis (lat. cauda = Schwanz): schwanzwärts
ventralis (lat. venter = Bauch): bauchwärts
dorsalis (lat. dorsum = Rücken): rückenwärts
radialis (lat. radius = Speiche): auf der Speichenseite
ulnaris (lat. ulna = Elle): auf der Ellenseite
tibialis (lat. tibia = Schienbein): auf der Schienbeinseite
fibularis (lat. fibula = Wadenbein): auf der Wadenbeinseite

> *Beachte:* Von allen Adjektiven wurde die Form für das männliche Geschlecht (m) angegeben. Die anderen Geschlechter (f., n.) werden nach folgendem Muster gebildet.

m:	f:	n:
rectus	recta	rectum
dexter	dextra	dextrum
basalis	basalis	basale
anterior	anterior	anterius

Allgemeine Eigenschaftsbezeichnungen

magnus	groß	albus	weiß
major	größer	niger	schwarz
minor	kleiner	grise/us	grau
simplex	einfach	ruber	rot
complexus	zusammengesetzt	mucosus	schleimig, Schleimhaut-
liber	frei	occultus	verborgen
serosus	serös	spiralis	spiralig
fibrosus	faserig	cribrosus	siebförmig

Hier seien auch einige Ordnungszahlen genannt:

primus	erster	quartus	vierter
secundus	zweiter	quintus	fünfter
tertius	dritter		

Bildung der drei Geschlechter:
liber behält das e: libera (f), liberum (n);
major und minor bilden die Neutra majus und minus;
simplex bleibt in allen drei Geschlechtern gleich.

Anschließend noch die Funktionsbezeichnungen von Muskeln:

Flexor	Beuger	Depressor	Senker
Extensor	Strecker	Constrictor	Verenger
Levator	Heber	Sphincter	Schließer

8. Fachsprache in der Klinik

Die klinische Fachsprache ist sehr unterschiedlich zusammengesetzt (heterogen). Differenziert nach Fachgebieten, umfaßt sie Bezeichnungen für Symptome, Syndrome (Symptomenkomplexe), Krankheiten und deren Stadien, für diagnostische und therapeutische Maßnahmen usw. neben den Termini der Grundlagenwissenschaften, wie Anatomie, Physiologie, Biochemie, klinischer Psychologie usw. Die Vielfältigkeit und die Dynamik der untersuchten sowie behandelten Prozesse und die schnelle wissenschaftliche und technische Weiterentwicklung erschweren eine einheitliche Sprachregelung. Die Fülle der in der Klinik gebrauchten Fachausdrücke ist auch in einer Auswahl hier nicht wiederzugeben. Zahlreiche Beispiele finden sich im Abschnitt 6.

Reines Latein ist nur noch bei einigen Krankheitsbezeichnungen vorhanden, z B:
Diabetes mellitus (Sɴ-Aɴ) (s. dia-, gr. diabētes: Hindurchtreten; lat. mel = Honig, mellitus = honigsüß): Zuckerkrankheit.
Angina pectoris (Sɴ-Sɢ) (lat. angere = würgen, ängstigen, lat. pectus, St. pector- n.: Brust): "Brustenge", Schmerzanfälle in der Herzgegend.
Ulcus cruris (Pl.: Ulcera cruris [Sɴ-Sɢ]) (lat. ulcus n. = Geschwür; lat. crūs, St. crūr- n.: Unterschenkel): Unterschenkelgeschwüre, "offene Beine".

Relativ häufig finden sich noch Eigennamen bei Krankheitsbezeichnungen:
Morbus Bechterew (lat.: morbus = Krankheit; Wladimir von Bechterew (1857 -1927, russ. Nervenarzt): Bechterewsche Krankheit.
Spondyl(arthr)itis ankylopoetica (gr. spondylos = Wirbel; gr. arthron = Gelenk, s. -itis, gr. ankylos = krumm, gr. poiein = machen), eine Wirbelsäulenerkrankung.

Die Eigennamen sind teilweise mit einem -i versehen, dabei handelt es sich um den Genitiv der latinisierten Namensform:
Morbus Basedow(i) (Sɴ-Sɢ) (K. A. von Basedow, 1799 -1854, Arzt in Merseburg): Schilddrüsenüberfunktion; Hyperthyreose (s. hyper-, thyreo-, -ose). Sie wird gekennzeichnet durch den Begriff "Merseburger Trias" (Dreiheit, s. tri), einen Symptomenkomplex (Syndrom: s. syn-! gr. dromos = Lauf; vgl. Dromedar, also ein "Zusammengehen") von Struma (lat. = Kropf), Exophthalmus (s. [1] ex-, gr. ophthalmos: Auge; d. h. vorgetriebener Augapfel) und Tachykardie (s. tachy-, gr. kardia: Herz): erhöhte Herzschlagfrequenz.

Die "Merseburger Trias" ist ein Beispiel für die Verwendung geographischer Bezeichnungen in der medizinischen Fachsprache. Da die Latinisierung der Eigennamen gewöhnlich durch Anhängen von -ius erfolgt (z. B. Müller > Mullerius), finden sich im Genitiv häufig sogar zwei i hintereinander:

Morbus Brightii (R. Bright, lat. Brightius, 1789 -1858, engl. Arzt) historische Bezeichnung für eine Gruppe heute weiter differenzierter Nierenkrankheiten.

Nur eifriges Nachschlagen von Fachausdrücken, die neu im Studium und Praktikum auftreten, im medizinischen Wörterbuch (s. Literaturverzeichnis!) ermöglichen ein exaktes Verstehen und richtige Anwendung klinischer Termini. Eine Kenntnis der Wortherkunft bzw. der ursprünglichen Bedeutung der Wortbestandteile in den alten Sprachen ist dort nicht zu gewinnen, ist aber auch meist entbehrlich. Die Einprägung von Herkunftswörtern ist nur von Nutzen, wenn es sich um häufig auftretende Wortstämme handelt, deren Bedeutung dadurch in neuer Zusammensetzung erkannt wird.

9. Fachsprache in der Pharmazie

An der Fachsprache der Pharmazie und ihrer Anwendung im Umgang mit dem Apotheker interessieren uns einerseits die Bezeichnungen der Arzneimittel, andererseits die Anweisungen der Rezeptur.

Die Bezeichnungen der Arzneimittel erfolgen entsprechend dem geltenden Arzneibuch in lateinischer Sprache. Davon zu unterscheiden sind die Bezeichnungen der Arzneifertigwaren, die geschützte Warenzeichen der industriellen Arzneimittelhersteller sind.

Die lateinischen Bezeichnungen des Arzneibuches sind meistens zweigliedrig (binär) oder mehrgliedrig. Zu unterscheiden sind Bezeichnungen für Grundstoffe und für Zubereitungen. Sind die Grundstoffe pflanzlicher Natur, dann bezeichnet das zuerst stehende Wort als das Grundwort die verwendeten Pflanzenteile z. B.:

Folia, n., Pl.	Blätter	Herba, f.	Kraut
Flores, m., Pl.	Blüten	Radix, f.	Wurzel
Fructus, m., Pl.	Früchte	Cortex, m.	Rinde

Den zweiten Bestandteil bildet der Name der Pflanze im Genitiv. Die Pflanze wird hier im Unterschied zur botanischen Nomenklatur nur mit einem Wort, meistens dem Namen ihrer Gattung, bezeichnet. Dennoch handelt es sich nicht um einen beliebigen Vertreter der Gattung, sondern um die jeweils im Arzneibuch festgelegte offizinelle (> Offizin: Raum der Apotheke, in dem die Arzneimittelabgabe erfolgt > lat. officina: Werkstatt) Art, z. B.:

| Folia Salviae | Salbeiblätter | Flores Rosae | Rosenblütenblätter. |

Sind die Grundstoffe Chemikalien, so bezeichnet das erste Wort die Stoffklasse, z. B.:

| Acidum, n. | Säure | Sal, n. | Salz |

oder, besonders bei Salzen, das Metall, bzw. das Kation, z. B.:

| Kalium | Kalium | Calcium | Kalzium. |

Das Bestimmungswort als zweiter Bestandteil ist hier gewöhnlich ein Adjektiv, z. B.:

| Acidum citricum | Zitronensäure |
| Calcium carbonicum | Kalziumkarbonat. |

Die zur Bezeichnung der Anionen verwendeten lateinischen Adjektive stimmen in ihren den Oxidationsgrad charakterisierenden Endungen nicht mit den chemischen Bezeichnungen überein:

Natrium chloratum   Natriumchlorid   NaCl
Natrium chloricum   Natriumchlorat $NaClO_3$.

Bei Zubereitungen bezeichnet das erste Wort deren Art, z. B.:

Extractum, n.	Auszug	Suppositoria, n., Pl.	Zäpfchen
Pasta, f.	Paste	Tabulettae, f., Pl.	Tabletten
Pulvis, m.	Pulver	Tinctura, f.	Tinktur
Solutio, f.	Lösung	Unguentum, n.	Salbe

Als weitere Wörter stehen gewöhnlich die verwendeten Stoffe, Verwendungszwecke, Zubereitungsvorschriften u. ä.:

Fila chirurgica non resorbenda: nicht resorbierbares chirurgisches
                                        Naht- und Unterbindungsmaterial
                                        (lat. filum, Pl. fila = Fäden).
Oleum Thymi   Thymianöl
Solutio Hydrogenii peroxydati diluti   verdünnte Wasserstoffperoxidlösung.

Die Bezeichnungen für Infusions- und Injektionslösungen sind meist deutschsprachig, z. B.:
Elektrolyt-Infusionslösung 35 mit Glukose 50,
Konzentrierte Elektrolytlösung für die Hämodialyse, calciumarm.

Die Bezeichnungen der Arzneifertigwaren sind Kunstwörter, gleichsam erfundene Eigennamen. Sie sind aus Bezeichnungen für Krankheiten, Indikationen, Wirkungen, chemische Zusammensetzungen, Orts- und Firmenbezeichnungen zusammengesetzt, enden häufig auf -al, -in, -on, -yl (< gr. hyle = Stoff), die nur teilweise entsprechende Stoffklassen nach chemischen Nomenklaturregeln bezeichnen und auch sonst keinen festen Regeln folgen.
Das Problem bei ihrer Benennung besteht darin, daß die Namen prägnant (einprägsam), sprech- und merkbar sein und in gewissem Maße Anwendungsbereich oder/und Wirkung erkennen lassen sollen, aber doch unter den vielen Arzneimittelbezeichnungen der Gegenwart und weitgehend auch der Vergangenheit einmalig (unverwechselbar) sein müssen. Eine gewisse Gekünsteltheit und Undurchsichtigkeit von Zusammensetzung und Wirkung erscheint daher unvermeidlich.

Die meisten dieser Warenzeichen sind geschützt; Kennzeichen dafür ist ®
(engl. registered name: eingetragenes Warenzeichen), das bei Erwähnungen
in der Literatur usw. dem Namen als Exponent nachgestellt wird.
Rezepturen werden aus einzelnen Arzneimitteln zusammengestellt, entweder in individueller Spezifik jeweils nach Ermessen des Arztes oder als
Standard-Rezepturen in bewährter und häufig verwendeter Kombination.

Mixtura solvens (Schleim)lösende Mischung (in vorgeschriebener Weise
                 zusammengesetzt aus Ammoniumchlorid, dickflüssigem
                 Süßholzextrakt, Konservierungsmitteln und destilliertem
                 Wasser).

Ein Rezept ist eine Vorschrift (lat. praescriptiō) für den Apotheker und, zumindest in klassischer Form, entsprechend abgefaßt. Es beginnt mit den
Buchstaben Rp., einer Abkürzung der lateinischen Befehlsform (Imperativ)
recipe = nimm! (Daher der Name Rezept, lat.: das Genommene). In der
grammatischen Konstruktion folgt eine Mengenangabe (in g; bei Flüssig-
keiten in ml) und davorstehend der Name der betreffenden Substanz im lateinischen Genitiv, z. B.:
Rp. Zinci oxydati 10,0: "nimm 10,0 (g) von oxidiertem Zink!".
Gewöhnlich werden die Bestandteile abgekürzt:
Rp. Zinc. oxydat. 10,0.

Am Ende der sich meist aus mehreren Arzneimitteln zusammensetzenden
Verschreibung folgen Anweisungen an den Apotheker, wie mit der Zu-
sammenstellung weiter zu verfahren ist, im einfachsten Falle die Formel
M. D. S. (lat. miscē, dā, signā: mische, gib, bezeichne!), d. h. die genann-
ten Bestandteile sollen gleichmäßig vermischt, an den mit Namen und
Adresse aufgeführten Patienten abgegeben und mit einer Signatur versehen werden, die die Bezeichnung der Arznei und die Gebrauchsanweisung
enthält.
Die Anweisungen an den herstellenden Apotheker können auch wesentlich
komplizierter gehalten sein, z. B.:
M. f. pulv. div. i. part. aeq. Nr. X,
d. h. miscē, (ut) fiat pulvis, divide in partēs aequalēs numerō decem:
misch, daß es ein Pulver werde, teile (es) in gleiche Teile an Zahl 10.

In diesem Fall ist die vorher angegebene Gesamtmenge auf zehn Pulvergaben zu verteilen. Bezieht sich die angegebene Menge aber nur auf eine Einzeldosis, dann folgt die zum gleichen Ergebnis führende entgegengesetzte Anweisung:

dent. tal. dos. Nr. X, d. h.:

dentur tales doses numero decem: es sollen derartige Dosen zehn an
                                      Zahl gegeben werden.

Fast nur auf Rezepten finden sich konjugierte lateinische Verbformen (Imperative, Konjunktive) und vollständige Sätze, wenn man von feststehenden Redewendungen und Zitaten ("geflügelten Worten") absieht. Wie diese werden auch die Anweisungen auf den Rezepten formelmäßig verwendet und so gut wie nie von Fall zu Fall neu gebildet oder variiert.

Bei der ganz überwiegend vorherrschenden Verschreibung von Arzneifertigwaren unterbleiben derartige Exkursionen in ein schulgerechtes Latein ohnehin.

10. Lateinisch-griechische Entsprechungen

Der Schrägstrich (/) markiert nicht die Silbentrennung, sondern grenzt den Wortstamm ab, von dem gewöhnlich die Ableitungen gebildet werden. Bei der ersten und zweiten Deklination (vgl. Abschnitt 4.4.) erhält man den Wortstamm gewöhnlich durch Streichen der Endung -us, -a, -um (lat.) bzw. -os, -a, (-e), -on (gr.). In anderen Fällen ist der Stamm, versehen mit -, nach der Nominativform noch einmal aufgeführt. Ist der Stamm gleich der Nominativform, so steht nur -. Bei Adjektiven sind in gleicher Weise die drei Geschlechter (m., f., n.) angegeben. In der folgenden Übersicht sind den alphabetisch geordneten deutschen Bezeichnungen die Termini in Latein und Griechisch gegenübergestellt.

Deutsch	Latein	Griechisch
alle	omnēs (m., f.), omnia (n.)	pantes (m., f.), panta (n.)
Arzt	medic/us, m.	iātr/os, m.
atme	spirō	pneō
Auge	ocul/us, m.	ophtalm/os, m.
Band	ligāment/um, n.	desm/os, m.
Blase	vēsic/a, f.	kystis, f.
Blut	sanguis, sanguin-, m.	haima, haimat-, n.
Brust (weibl.)	mamm/a	mast/os, m.
Brust	pectus, pector-, n.	stētho/s, n.
Brustkorb		thorax, thorak-, m.
Drüse	glandul/a	adēn, Aden-, m.
Ei	ōv/um, n.	ō/on, n.
Eisen	ferr/um, n.	sidēr/os, m.
Eiter	pūs, pūr-, n.	py/on, n.
eng	angust/us, -a, -um	sten/os, -ē, -on
Farbe	color, color-, m.	chrōma, chrōmat-, n.
Fett	adeps, adip-, m.	lipo/s, n.
Fieber	febr/is, f.	pyret/os, m.
Finger	digit/us, m.	daktyl/os
fließt	fluit	rhei
Form	form/a, f.	morph/ē, f.
Frau	femin/a, f.	gynē, gynaik-, f.
Fuß	pēs, ped-, m.	pūs, pod-, m.
Galle	bil/is, f.	chol/ē, f.
ganz	tōt/us, -a, -um	hol/os, -ē, -on
Gebärmutter	uter/us, m.	mētr/a; = hyster/a

Gefäß	vas, -, n.	angei/on, n.
Gehirn	cerebr/um, n.	enkephal/os
gelb	flav/us, -a, -um	xanth/os, -e, -on
Gelenk	articulatio, -tion-, f.	arthr/on, n.
gesund	san/us,-a,-um	hygiein/os, -e, -on
Gold	aur/um, n.	chrys/os, m.
groß	magn/us, -a, -um	megas, megale, mega
Haar	capill/us, m.	thrix, trich-, f.
Hand	manu/s, f.	cheir, -, f.
Haut	cut/is, f.	derma, dermat-, n.
Herz	cor, cord-, n.	kardi/a, f.
Hoden	test/is, m.	orchi/s, m.
höre	audio	akuo
Joch	jug/um, n.	zyg/on, n.
Kern	nucle/us, m.	kary/on, n.
Knie	genu -, n.	gony, gonat-, n.
Knochen	os, oss-, n.	oste/on (= ostun), n.
Knorpel	cartilag/o, -in-, f.	chondr/os, m.
Kopf	caput, capit-, n.	kephal/e, f.
Körper	corpus, corpor-, n.	soma, somat-, n.
Krankheit	morb/us, m.	nos/os, f.
Krebs	cancer, cancr-, m.	karkinoma, karkinomat-, n.
Kreis	circ/us, m.	kykl/os, m.
Kugel	glob/us, m.	sphair/a, f.
lang	long/us, -a, -um	makr/os, -a, -on
Leben	vit/a, f.	bi/os, m.
Licht	lux, luc-, f.	phos, phot-, n.
Liebe	amor, amor-, m.	eros, erot-, m.
Linse	lens, lent-, f.	phak/os, f.
Lippe	labi/um	cheilo/s, n.
löse	solvo	lyo
Magen	ventricul/us, m.	gaster, gastr-, f.
Mann	vir, -, m.	aner, andr-, m.
Mark	medull/a, f.	myel/os, m.
Mensch	homo, homin-, m.	anthrop/os, m.
Milch	lac, Lact-, n.	gala, galakt-, n.
Milz	lien, -, m.	splen, -, m.
Monat	mens/is, m.	men, -, m.
Mund	os, or-, n.	stoma, stomat-, n.
Muskel	muscul/us, m.	mys, Myo-, m.

Nabel	umbilic/us, m.	omphal/os, m.
Nacht	nox, noct-, f.	nyx, nykt-, f.
Nagel	ungu/is, m.	onyx, onych-, m.
Naht	sūtūr/a, f.	rhaph/ē, f.
Namen	nōmen, nōmin-, n.	onoma, onomat-, n.
Nase	nās/us, m.	rhis, rhin-, f.
Nerv	nerv/us, m.	neur/on, n.
neu	nov/us, -a, -um	ne/os, -ā, -on
Niere	reñ, -, m.	nephr/os, m.
Ohr	aur/is, f.	ūs, ōt-, n.
Puls	puls/us, m.	sphygm/os, m.
rot	ruber, rubr/a, -um	erythr/os, -ā, -on
Salz	sāl, sal-, n.	hals, hal-, m.
Samen	sēmen, sēmin-, n.	sperma, spermat-, n.
Schädel	crani/um, n.	krāni/on, n.
Schatten	umbr/a, f.	ski/a, f.
Schlaf	somn/us, m.	hypn/os, m.
schlecht	miser, -a, -um	kak/os, -ē, -on
Schlüssel	clāv/is, f.	kleis, kleid-, f.
Schmerz	dolor, -, m.	algo/s, n.; odyn/ē, f.
schreibe	scrībō	graphō
schwarz	niger, nigr/a, -um	melās, melaina, melan
Silber	argent/um, n.	argyr/os, m.
Sonne	sōl, -, m.	hēli/os, m.
Speichel	salīv/a, f.	sial/on, n.
Stein	lapis, lapid-, m.	lith/os, m.
Strahl	radi/us, m.	aktīs, aktin-, f.
Tag	diē/s, m.	hēmer/a, f.
Teil	pars, part-, f.	mero/s, n.
Träne	lacrim/a, f.	dakry/on, n.
Vene	vēn/a, f.	phlebs, phleb-, f.
viel	mult/us, -a, -um	polys, pollē, poly
Wasser	aqu/a f.	hydōr, hydat-, n.
weiß	alb/us, -a, -um	leuk/os, -ē, -on
Wirbel	vertebr/a, f.	spondyl/os, f.
Wunde	vulnus, vulner-, n.	trauma, traumat-, n.
Zahn	dēns, dent-, m.	odūs, odont-, m.
Zeit	tempus, tempor-, n.	chron/os, m.
Zelle	cellul/a, f.	kyto/s, n.
Zunge	lingu/a, f.	glōtt/a, f.

Weiterführende Literatur

(1)   Ahrens, G.: Medizinisches und naturwissenschaftliches Latein.
      Leipzig, 1988
(2)   Becher, Ilse; Lindner, A.; Schulze, P.: Latein-griechischer Wortschatz
      in der Medizin. 2. Aufl.
      Fischer, Stuttgart, 1989
(3)   Bruß, J.; Orlt, A.: Studia latina medica. Lateinisches Lehrbuch für
      medizinische Studienrichtungen. Leipzig 1989
(4)   David-Häring: Medizinisches Taschenwörterbuch.
      Ueberreuter, Wien - Berlin, 1988
(5)   Duden. Band 1: Die Rechtschreibung. 20. Aufl.
      Mannheim/Wien/Zürich, 1991
(6)   Duden. Das Wörterbuch medizinischer Fachausdrücke. 4. Aufl.
      Mannheim/Wien/Zürich, 1985
(7)   Der kleine Duden. Fremdwörterbuch. 2. Aufl.
      Mannheim/Wien/Zürich, 1983
(8)   Goldhahn, Irmgard; Goldhahn, W.-E.: Kleines medizinisches Fremd-
      wörterbuch. 16. Aufl.
      LAU Ausbildungssysteme, Reinbek, 1992
(9)   Kleine Terminologie Medizin.
      Urban und Schwarzenberg, München, Wien, Baltimore, 1990
(10) Kümmel, W. F.; Siefert, H.: Kursus der medizinischen Terminologie.
      3. Aufl.
      F. K. Schattauer, Stuttgart - New York, 1980
(11) Langenscheidts Taschenwörterbuch Altgriechisch. 5. Aufl.
      Berlin, München usw., 1990
(12) Latein und Griechisch im deutschen Wortschatz. Bearbeitet von Witt-
      stock, O. u. Kauczor, J.; 2. Aufl.
      Berlin, 1980
(13) Nomina Anatomica 4th ed.
      Excerpta Medica, Amsterdam - Oxford, 1977
(14) Pschyrembel Klinisches Wörterbuch. 256. Aufl.
      de Gruyter , Berlin/New York, 1990
(15) Schüler-Duden Lateinisch-Deutsch.
      Mannheim/Wien/Zürich, 1986
(16) Schulz, P.: Kleines erläuterndes Wörterbuch der Anatomie. 4. Aufl.
      Leipzig, 1983

(17) Werner, C. F.: Wortelemente lateinisch-griechischer Fachausdrücke in den biologischen Wissenschaften. 3. Aufl.
Halle, 1967

(18) Wörterbuch der Medizin (Zetkin/Schaldach), Hrsg. David, H.; 13. Aufl.
Berlin, 1987

Alphabetisches Register

Wörter oder Wortelemente, die hier vermißt werden, sind u. U. in den "lateinisch-deutschen Entsprechungen" Abschnitt 10, zu finden.

A		Ambulatorium	29
abduzieren	28	Amnesie	52
abnorm	28	amorph	28
Abruptio	38	Amotio	28
Abszeß	28	Amphibien	29
Acidum	48, 66	Ampholyt	29
acutus	44	amphotrop	26
Abduktion	25, 28	Amylase	48
Adduktion	28	anal	47
adduzieren	28	Analgesie	47
Adenohypophyse	29	analgetisch	47
Adenom	29	Analgie	15
Adeps	70	Analphabet	28
afferent	29	Analyse	15, 29, 51
Afferenz	26	Anämie	21, 26, 28, 48
Agglutination	29	Anamnese	29, 52
aggressiv	29	Anästhesie	28, 47
Aids	8	anästhetisch	26
Akne	14	Anastomose	53, 56
Akromegalie	52	Anatomie	27, 29, 57
Akronym	8	androgen	29
akzessorisch	28	Andrologie	29
Ala	60	anerg	50
Albinismus	51	Angiektasie	30
Albuminurie	57	Angina	44
albus	51, 62	- pectoris	44, 64
Algos	37, 41, 47	Angiographie	30
Alkoholismus	51	Angiologie	30
Allergie	29, 50	Angiopathie	53
allergisch	34	Angulus	59
Allopathie	29	angustus	70
Amanita	17	Aniseikonie	26, 39
ambivalent	26	Anisozytose	58
Ambivalenz	29	Annulus	60

Antagonist	30	**B**	
Anteflexio uteri	30	Bakteriophagen	54
anterior	30, 61	Bakterium	16
Anthropos	71	bakterizid	58
Antigen	30	basalis	61, 62
Antikörper	30	Basedow	64
antiseptisch	30	basophil	54
Anurie	28, 58	Bechterew	64
Anus	47, 61	bidestillata	30
Apertura	18	binär	30, 66
Aplasie	14	binokular	30
Aponeurose	53	biogen	30
Apoplexie	10, 30, 55	Biologie	31, 51
Apotheke	30	Biomorphose	53
Appendektomie	49	Biopsie	31, 53
Appendix	16, 29, 49	Biotop	57
Appendizitis	51	bisexuell	26
Aqua	30	Bizeps	30
Arachnoidea	52	Booster-Effekt	14
Arcus	60	Brachyzephalie	31
Argentum	72	Bradykardie	31
Arteria	16, 60	Bronchiektasen	49
Arteriitis	14	Bronchus	61
Arteriole	57	Bulbus	44
Arteriosklerose	56	Bursa	60
Arthritis	30	Bypass	8, 16
Arthrose	30, 53		
Articulatio	18, 60	**C**	
assimilieren	29	Caecum	12
Asthenie	56	Calcium	66
Asthma	10	Canalis	60
Astomie	44	Capitulum	61
aszendent	29	Capsula	60
Atrophie	57	Caput	61
Auris	23	Cartilago	71
Aurum	71	Caseinum	19
Automobil	7, 30	Casus	22
autonom	30	Caudalis	62
Autopsie	30, 50	cave	24
Azidose	48	Cavum	60

Cellula	72	Dermatitis	49
centralis	61	Dermatologe	26, 49
Cerebellum	49	desinfizieren	32
Cerebrum	49, 71	Desquamation	32
Chirurg	50	Detritus	14
Cholezystektomie	49	Deuteranopie	32
Chondros	71	Deuterium	32
Chromatophoren	55	dexter	61, 62
Chromosom	27, 49, 52	Diabetes	32, 64
chronotrop	57	Diagnose	32
Circumcisio	31	Diameter	59
Clavicula	38, 48	Diarrhoe	13, 32, 55
clavicularis	48	Diastase	48
Collum	23, 61		
Color	70	**E**	
Commotio cerebri	31	Entoderm	33
Complexus	62	Enuresis	33
Concha	60	Enzephalitis	33
Condylus	60	eosinophil	54
Constrictor	63	Ephapse	21
Conus	60	ephemer	34
Cor	7, 23, 61, 71	Epicondylus	18, 60
Cornu	60	Epidemie	34
Corpus	10, 16, 17, 22, 61, 71	Epidermis	34
- sterni	18	Epikrise	34
Cortex	66	Epulis	34
cranialis	62	Ergometrie	34
Cranium	62	Ergotismus	51
cribrosus	62	ergotrop	57
Crista	60	Erythem	8, 34
Crus	61	Erythroblasten	49
cum tempore	17	Erythrozyt	34, 58
Cutis	42, 44	Esophagus	13
		Estrogen	13
D		Ethan	13
Daktylos	70	Euphorie	34, 55
Dekompensation	32	Eupnoe	34, 55
deltoid	52	euryök	52
Dens, dent-	61, 72	eurysom	34
Depressor	63	eurytherm	34

77

Eurhythmie	34	**G**	
Evolution	34	Galvani	52
evoziert	34	Galvanometer	52
Exanthem	33, 48	Ganglion	60
exogen	33	Gastritis	35, 51
Exophtalmus	64	Gastroenterostomie	56
Exostose	33	gastrointestinal	35
expressis verbis	17	Gastroptose	55
Extensor	63	Gastrotomie	57
extern(us)	61	Genu	16, 23, 61, 71
Extractum	67	Genus	16, 22, 23
Extrakt	34	Glandula	60
extrauterin	35	- lacrimalis	48
extrazellulär	35	- thyreoidea	45
Extremität	35	Glaukom	52
Exzision	34	Glukose	35, 53
		Glukosurie	35, 57
		Gonorrhoe	13, 55
F		Gravida	50
Facies	61	griseus	62
Fascia	60	Gynäkomastie	35
Fasciculus	60	Gynandrie	35
Ferrum	70	Gyrus	60
Fibra(e)	57, 60		
Fibrillen	57		
fibrosus	62	**H**	
fibular(is)	62	Häm	21
Fila	67	Hämatemesis	50
Fissura	60	Hämatologie	35
flavus	61	Hämatom	27, 35, 52
Flexor	63	Hämatopoese	55
Flores	66	Hämaturie	35
Folia	66	Hämin	21, 26
Foramen	18, 60	Hämodynamik	35
Forma	43	Hämoglobin	21, 46, 49
Fossa	60	Hämolyse	51
Fovea	60	haploid	36
frontal(is)	62	Haptoglobin	21, 36
Fructus	66	haptophor	36
fungizid	58	Hemikranie	36

Hemiplegie	36, 55	hypochrom	49
Hemisphäre	36	Hypokaliämie	37
Hepar, Hepat-	61	Hypotonie	37
Herba	66	Hysterie	21
heterogen	36		
heterosexuell	36	**I**	
Hexose(n)	36	iatrogen	50
Hiatus	60	Idiosynkrasie	37
Hippokrates	21	Ileotransversostomie	56
Histamin	36	imbibieren	38
Histologie	21, 36	immobilisieren	38
Holographie	36	impermeabel	49
holokrin	36	Implantation	38
homogen	36	impotent	38
homolog	36	in vitro	17
Homöopathie	37, 53	in vivo	17
Homöostase	37	inaktiv	38
homosexuell	36	Incisura	60
horizontal(is)	61	Individuum	14
Hydrämie	37	inferior	61
hydrophob	54	infizieren	50
Hydrophobie	37	infraklavikulär	38
Hydrops	53	infraorbital	26
Hydrozephalus	37	Infraschall	38
Hypalgesie	37	inhalieren	37
hypalgetisch	47	inhomogen	38
hyperalgetisch	47	insensibel	26
Hyperämie	37, 48	insuffizient	38
Hyperazidität	45	Interkostalneualgie	38
hyperchrom	49	internus	61
Hyperemesis	50	Interruptio	38
hypererg	50	intraarteriell	27
Hyperglykämie	25, 35, 37	intrauterin	38
Hypernephrom	52	intravenös	38
hyperopie	53	intrazellulär	38
Hyperplasie	55	Introduktion	38
Hypertonie	37	Introitus	38
Hypertrophie	57	Inzision	37, 58
Hypnose	37	irreversibel	25
Hypnotika	37	Irreversibilität	26

isometrisch	52	**L**	
isomorph	38	Labium	16, 61
Isosthenurie	56, 58	Lacrima	48
Isotonie	38	Lamina	60
Isotop	57	Laparatomie	57
		Larynx	51
J		Laser	8
Jugum	71	lateral(is)	18, 32, 47, 61
		leptosom	56
K		Leptothrix	27
Kalium	66	Leukämie	39
Kardia	31, 64	Leukozyt	39, 58
Karzinom	10, 52	Leukozytose	53
Kasein	19	Leuko(zyto)penie	54
Katarrh	39, 55	Levator	63
Katheter	14, 39	Lexikon	16, 23
Katode	13, 39	Lien	61, 71
Keratoplastik	55	Ligamentum	60
Kinetose	12	Linea	59
Klaustrophobie	54	Lingua	44, 61
Kleptomanie	51	Lipom	52
koagulieren	31	Lobulus	57, 60
Koeffizient	31	Lobus	60
kollateral	31	Locus	17
Kolobom	52	longitudinal(is)	61
Kolon	54	longus	23
Kolopexie	54	Lympho(zyto)penie	54
komprimieren	31		
Kondom	52		
Korrektur	31	**M**	
Kontraindikation	31	magnus	62
kontralateral	32	major	62
Konvergenz	31	Makrobiotik	39
Kryoskopie	39	Makrophagen	39, 54
kryptogen	39	Mamma	70
Kryptorchismus	39	Mandrin	8
Krisis	34	Manus	23
Kristall	39	Margo	59
Kybernetik	12	Meatus	60
Kyphose	14	medial(is)	18, 47, 61

median(us)	61	Musculus	40, 60
Medicus	70	Myalgie	40, 47
Medulla	71	Myasthenie	40
Megakolon	39	Myelitis	9
Megaloblasten	39	Mykose	40
Melancholie	39	Myom	40
Melanin	39	Myopie	53
Membrana	60	Myxödem	41
Menarche	40, 48	Myzel	40
Menopause	53		
Menstruation	40		
Merseburger Trias	46, 64, 65	**N**	
Mesenterium	40	Nasus	23, 61
Mesokolon	40	Natrium chloratum	17, 67
Mesoderm	40	- chloricum	67
Mesovarium	40	Nearthrose	41
Metakarpus	40	Nekrophilie	54
Metastase	40	Nekrose	41
Methämoglobin	21, 40	Neonatologie	41, 51
Mikrenzephalie	40	Neoplasma	41, 55
Mikrophon	54	Nephrektomie	25
Mikroskop	40, 56	Nephritis	10, 41
minor	62	Nephrolithiasis	41, 51
Mixtura	68	Nephrosklerose	56
mobilisieren	48	nephrotisch	53
Monarthritis	40	Nervus	60, 72
monokular	30	- accessorius	28
Monozyten	40	Neuralgie	41, 47
Morbus	64	Neurasthenie	41, 56
- Basedow	64	Neuritis	41, 51
- Bechterew	64	Neuron	41
- Brightii	65	neuter	23
Morphinismus	51	niger	62, 72
Morphe	28, 38, 70	Nodus	59
Motor	8, 16	normerg	50
mucosus	62	normochrom	48
multilateral	40	novus	72
multipel	40	Nucleus	18
multivalent	40	- coeruleus	14
Musca	17	nullus	23

O

obliquus	61	Panmyelophthise	42
obliterieren	41	Paramedizin	42
Obstipation	41	Parasit	42
occultus	62	Parenchym	42
ocularis	48	Parodontose	27
Offizin	66	Pars	60, 72
Okklusion	41	Pasta	67
Ökologie	41, 52	Pathogenese	42, 50
Ökonomie	41, 52	Pathologie	25, 42
okzipital	41	Perforation	42
Oleum	19, 67	Perikard	42
Oligophrenie	41	Periost	42
oligosymptomatisch	41	Peritoneum	42
Oligurie	41, 58	Perkussion	42
Omnibus	8	perkutan	42
opponieren	41	peroral	42
oral	26, 61	Pes	70
Organelle	49	Phagen	54
Orthopädie	42	Phagozyten	54
Orthopnoe	10, 55	Phagozytose	53
Orthoptik	42	Pharmakopoe	55
orthostatisch	42	Phlebektasie	15, 49
Os, oss-	23, 26, 71	Phobie	54
- frontale	18	Phoniatrie	54
Os, or-	20, 26, 71	Placenta	9
Ösophagoskopie	25	Planum	60
Osophagus	13	Plasma	41, 55
Osophagusstenose	56	Plexus	60
Ossifikation	25, 26	Plica	60
Ostium	60	Poesie	55
Otorhinolaryngologie	51	Poliklinik	43
Oxid	13	Poliomyelitis	43
		Pollakisurie	58
		Polyarthritis	43
		Polyp	43
P		Polyurie	43, 58
Pachydermie	42, 49	Polyzythämie	46, 48
Pachymenigitis	42	posterior	61
Pädiater	51	Postmenopause	54
Pankarditis	42	postmortal	43

postoperativ	43	**R**	
posttraumatisch	43	Rachitis	13, 21
präformiert	43	Radar	8
Präkanzerose	43	radial(is)	62
präventiv	43	Radiatio	60
presbyop	53	Radius	62
Priapismus	21	Radix	60, 66
primus	62	Ramus	60
Probeexzision	58	Raphe	60
Processus	59	Rarefikation	40
profundus	61	Recessus	60
Prolaps	43	rectus	61
Prophylaxe	43	reduplizieren	32
prosit	8	Regio	60
Prostata	43	Remission	44
Protein	43	renal	47
Protoplasma	43	Reposition	44
proximal(is)	61	Retina	48
Protozoen	43	retinal	48
Psoriasis	50	Retraktion	44
Psychiatrie	51	retrobulbär	44
Psychopath	53	retroperitoneal	44
Psychosomatik	56	retrograd	44
psychosomatisch	26	Rhabarber	19
Ptosis	55	Rheum	19
Pulmo	61	Rheumatismus	21
Pulsus	72	Rhinitis	21, 44
Pulvis	17, 67, 68	Rhythmus	21
Punktion	19	Rima	60
Pustel	57	ruber	62, 72
putrid	43	ruptus	38
Pyarthrose	43		
Pyromanie	51		
		S	
		sagittal(is)	61
Q		Sal	66
Quadrizeps	25	Salmonellen	49
Quarantäne	18	Sanguis	70
quartus	62	sanus	71
quintus	62	Scapula	61

Schizophrenie	20, 44	Sulcus	60
secundus	62	superazid	48
Sella	60	Superazidität	45
semilunar	44	superficialis	61
semipermeabel	44	superfiziell	45
Septum	60	Superinfektion	45
serosus	62	superior	61
Shunt	8	Suppositoria	67
simplex	62, 63	Suppression	44
Singultus	20	supraklavikulär	45
sinister	61	supraorbital	26
Sinus	16, 22, 60	suprarenal	45
skleroderm	49	Sutura	60
Sklerodermie	56	Symbiose	45
Sklerose	56	Sympathie	53
Skoliose	53	Symphyse	45
solus	23	Synapse	21
Solutio	67	synchron	45
Soma	22, 23, 26, 27, 34, 56, 71	Syndrom	45, 52
spasmolytisch	51	Synthese	45
Spatium	60	Szirrhus	14
Sphincter	63		
Spina	60		
spiralis	62	**T**	
Sputnik	8	Tabulettae	67
Squama	32	Tachykardie	45, 64
Stenokardie	44	Teleangiektasie	49
Stenökie	52	Tempus	22, 72
Stenose	9, 44, 56	Tendo	60
Stereophonie	54	Terminus	7, 22
Stereoskopie	56	tertius	62
sternal	48	Tetanus	10
Sternum	7, 16, 47, 61	Thein	19
Stethoskop	56	Thorax	70
Stomatitis	44	Thyroxin	45
Struma	64	tibial(is)	62
subakut	44	Tinctura	67
Subkutis	44	Tomographie	57
sublingual	44	Tonometrie	52
subtrahieren	8	Topographie	57

totus	23, 70	**V**	
Transfusion	45	Vademecum	8
transitorisch	46	Vagina	61
transparent	46	Valvula	60
transversal(is)	61	Vasodilatation	25
transversus	61	Vasokonstriktion	25
Trauma	72	vasomotorisch	25
Trema	19	Vasoplegie	25
Trias	46	Vena	23, 60
Trichophytie	26	Venia legendi	17
Trigeminus	46	ventral(is)	62
Trigonum	60	Ventriculus	72
trikuspidal	46	verifizieren	50
Trochlea	60	Vertebra	72
Troicart	16	vertical(is)	61
Trokar	16	Vestibulum	60
trophotrop	57	Virus	16
Truncus	60	Volta	52
Tuber	60	Voltmeter	52
Tuberculum	60		
Tuberositas	60		
Tunica	60		
Tyrosin	45		
		Z	
U		Zerebralsklerose	56
Ulcus cruris	17, 64	zirkumduzieren	31
ulnar(is)	62	zirkumskript	31
Ultraschall	46	Zökum	12
Umbilicus	61	Zone	12
Unguentum	67	Zyan(kali)	46
unilateral	46	Zyanose	46
unipolar	46	Zyste	46
unus	23	Zystitis	46
Urologe	46	Zystoskopie	46
us, ot-	22, 72	Zytologie	46
Uterus	35	Zytolyse	46

Notizen